卫生监督员
实用手册

主 编

刘 艳

上海科学技术出版社

图书在版编目（CIP）数据

卫生监督员实用手册 / 刘艳主编. -- 上海：上海科学技术出版社, 2023.8
ISBN 978-7-5478-6210-0

Ⅰ. ①卫… Ⅱ. ①刘… Ⅲ. ①医药卫生管理－中国－手册 Ⅳ. ①R199.2-62

中国国家版本馆CIP数据核字(2023)第101361号

卫生监督员实用手册
主编 刘 艳

上海世纪出版(集团)有限公司
上海科学技术出版社 出版、发行
(上海市闵行区号景路159弄A座9F-10F)
邮政编码201101　www.sstp.cn
上海新华印刷有限公司印刷
开本 787×1092　1/16　印张 10
字数：230千字
2023年8月第1版　2023年8月第1次印刷
ISBN 978-7-5478-6210-0/R·2781
定价：98.00元

本书如有缺页、错装或坏损等严重质量问题，请向工厂联系调换

内容提要

本书是为卫生监督员编写的培训教材,内容系统、全面,包括卫生监督基础、公共卫生监督、医疗执业监督等三个方面,涵盖卫生监督各专业基本理论知识、现场监督技术要点、常见案由指引、投诉举报处置要点、现场检测和快速检测设备使用等。

本书由具有多年卫生监督实践和带教经验的专家团队编写,选择新任卫生监督员应知应会的基础、常用、实用内容,适合作为新任卫生监督员的培训教材和学习用书。

编写人员名单

主　编

刘　艳

副主编

周万里

编　者

祝秀英　杨　凌　吴梦安　傅蓉华

董路燕　王　勇　曹　波

校　核

谢宁干

前　言

国家卫生健康委员会在《关于印发 2021—2025 年全国卫生健康监督执法人员培训计划的通知》及《健康服务产业 50 条》中明确指出：强化卫生健康服务业监管执法队伍建设，建立卫生监督员队伍法制和专业知识培训考核制度，定期开展岗前和岗中培训，进一步提高执法队伍业务水平和专业素养。卫生监督员队伍建设是卫生监督体系建设的基础与核心，而新任卫生监督员的教育培训则是卫生监督队伍建设的重要内容。

多年来，卫生监督员培训虽然取得了一定成绩，但在实际操作中还存在课程设计针对性不强、授课方式单一、缺乏吸引力等问题，特别是缺乏针对新任卫生监督员的系统、全面的培训教材。为促进新任卫生监督员在职业起跑线上规范、快速掌握卫生监督技能，提升其卫生监督岗位胜任力，帮助其尽早适应卫生监督工作，上海市浦东新区卫生健康委员会监督所在总结多年工作经验及培训实践的基础上，编写了这本与新任卫生监督员岗位胜任力要求相适应的快速入门手册。

本手册包括卫生监督基础、公共卫生监督、医疗执业监督三部分，围绕新任卫生监督员岗位胜任力要素，坚持理论与实践相结合、系统化与规范化相结合、岗位与能力相适应等原则，结合一线监督实际，有针对性地选择了一线监督工作基础、常用、实用的内容，作为新任卫生监督员应知应会的知识。

为编好本手册，我们成立了编委会，组织具有多年监督实践和带教经验的编写团队，在广泛调研一线卫生监督员需求的基础上，进行了相关内容的编写，并多次召集专家进行讨论和审稿，为本手册的出版奠定了基础。非常感谢参加本手册编写的各位同仁、专家、教授为本手册的编写和出版付出的辛勤劳动。

同时，本手册在编写过程中，得到了上海市浦东新区卫生健康委员会领导、相关专家以及上海科学技术出版社的大力支持和帮助，一并感谢。

由于编写时间紧、内容多，相关要求变化快，本手册难免存在疏漏和不足之处，恳请读者不吝赐教。希望再版时可以不断完善和提高手册质量，为卫生监督员培训和培养提供有益帮助。

刘 艳

2022年11月

目 录

第一章 · 卫生监督基础　　001

第一节 · 卫生监督概述　　001
第二节 · 卫生监督法律关系　　003
第三节 · 卫生监督证据　　004
第四节 · 卫生行政执法文书　　007
第五节 · 卫生监督检查　　010
第六节 · 卫生行政处罚　　012
第七节 · 卫生行政强制措施　　021
第八节 · 卫生监督现场抽检　　023
第九节 · 卫生监督投诉举报处理　　024
第十节 · 卫生监督法律救济　　025

第二章 · 公共卫生监督　　034

第一节 · 公共场所卫生监督　　034
第二节 · 生活饮用水卫生监督　　047
第三节 · 职业卫生监督　　052
第四节 · 放射卫生监督　　070
第五节 · 传染病防治卫生监督　　075
第六节 · 学校卫生监督　　104
第七节 · 托幼机构卫生监督　　114

第三章 · 医疗执业监督 　　117

第一节 · 医疗机构执业监督 　　117

第二节 · 医疗卫生人员监督 　　129

第三节 · 处方监督 　　134

第四节 · 母婴保健技术监督 　　138

第五节 · 无证行医监督 　　141

参考文献 　　149

第一章

卫生监督基础

第一节·卫生监督概述

一、概念

卫生监督是指卫生健康行政部门执行国家卫生法律、法规，维护公共卫生和医疗服务秩序，保护人民群众健康及其相关权益，对特定的公民、法人和非法人组织所采取的能直接产生法律效果的卫生行政执法行为。

国家卫生健康委员会颁布的《关于卫生监督体制改革的意见》《关于卫生监督体制改革实施的若干意见》及《关于卫生监督体系建设的若干规定》中确定：卫生监督体系是公共卫生体系的重要组成部分，是执行国家卫生法律法规、维护公共卫生秩序和医疗卫生秩序、保护人民群众健康、促进经济社会协调发展的重要保证。

根据《"十三五"全国卫生监督工作规划（国卫监督发〔2017〕4号）》，卫生监督工作：主要包括制定和组织实施卫生法律法规执行情况监督检查的规划，依法组织部署和协调开展医疗卫生、公共卫生、计划生育、中医服务等卫生与健康领域综合监督管理与执法，依法依规查处违法行为；是依法推动健康中国建设、保障医药卫生体制改革、促进卫生系统法律法规有效实施、维护人民群众健康权益的有力保障。

二、特征

（一）**具有规范性与制约性**　卫生监督是一种行政执法行为，它通过对守法者的认可和对违法者的惩罚来规范人们行为导向，指出何种行为是合法的、何种行为是违法的。

（二）**具有预防性和促进性**　卫生监督的目的不仅是发现问题，查处卫生违法行为，而且还要通过对问题或违法行为的分析，发现和找出工作中的薄弱环节和产生问题的根源，提出有针对性的补救措施和解决办法，同时为卫生监督的决策者提供科学依据，在管理和立法上不断完善保护人民群众健康的运行机制。

（三）**具有行政性和技术性**　卫生监督是医学、法学和管理学等学科知识的综合运用。与一般的行政执法相比，具有很强的专业技术性。在手段上，表现为专业知识与行政法制手段的综合；在方式上，表现为管理指导和行政执法等措施的综合；在依据上，表现为卫生法律法规、卫生标准和卫生技术规范的综合，体现了卫生监督的行政性与技术性。

三、形式

(1) 卫生行政许可。
(2) 卫生行政确认。
(3) 卫生监督检查。
(4) 卫生行政处罚。
(5) 卫生行政强制。
(6) 卫生行政指导。

四、分类

(一) 按过程分类

1. 预防性卫生监督。指卫生健康行政部门依据卫生法律法规对新建、改建、扩建的建设项目所开展的卫生审查和竣工验收等执法活动。

2. 经常性卫生监督。指卫生健康行政部门定期或不定期地对管辖范围内的相对人遵守卫生法律规范的情况进行的日常性监督活动。

(二) 按监管对象分类

1. 公共卫生监督。包括公共场所监督、饮水卫生监督、放射卫生监督、职业卫生监督、学校卫生监督以及传染病防治卫生监督等。

2. 医疗卫生监督。包括医疗机构及其执业人员执业监督、打击非法行医等。

3. 计划生育监督。包括计划生育技术服务机构及人员监督等。

(三) 按行为方式分类

1. 羁束卫生监督行为与自由裁量卫生监督行为

(1) 羁束卫生监督行为:指卫生法律法规对行为的内容、形式、程序、范围、手段等作了较详细、具体和明确规定,卫生健康行政部门严格依法而实施的卫生监督行为。

(2) 自由裁量卫生监督行为:指卫生健康行政部门有一定自由度的卫生监督行为。法律规范对行为的内容、形式、程序、范围和手段等只作了原则性规定,卫生健康行政部门可以在符合立法目的和法定原则的前提下,在法定职责内自主裁量,对相对人作出适当处理的行为。

2. 依职权卫生监督行为与依申请卫生监督行为

(1) 依职权卫生监督行为:指卫生健康行政部门依据卫生法律法规赋予的职权,无须相对人申请而由卫生健康行政部门主动作出的行为,又称为主动监督行为。

(2) 依申请卫生监督行为:是指卫生健康行政部门只有在相对人申请的条件下,才能依法采取的卫生监督行为。

3. 要式卫生监督行为与非要式卫生监督行为

(1) 要式卫生监督行为:指卫生健康行政部门必须依据法定方式实施,同时必须具备一定的法定形式才能产生法律效力和后果的卫生监督行为。例如:卫生行政许可行为、卫生行政处罚等。

(2) 非要式卫生监督行为:是指卫生法律法规未规定具体方式或形式,卫生健康行政部门依据情况可以自行选择适当方式或形式进行的卫生监督行为。例如口头、书面、电话、公示等各种适当的形式,都可以生效。

五、法律依据及效力

(一) 法律依据

1. **政策依据** 包括党的机关、权力机关、行政机关在一定时期内指定的对卫生监督具有规范性、指导性的有关政策性文件。
2. **法律依据** 包括宪法、法律、行政法规、地方性法规、部门规章和国际卫生条约等。
3. **技术依据** 包括规范、规程和标准等。

(二) 法律效力

1. **一般规则** 上位法优于下位法,即宪法至上原则,其他依次是卫生法律、卫生行政法规、地方性卫生法规、卫生部门规章和地方政府卫生部门规章等。
2. **特殊原则**
   (1) 特别法优于一般法。
   (2) 新法优于旧法。
   (3) 法律文本优于法律解释。

(周万里)

第二节·卫生监督法律关系

一、概念

卫生监督法律关系是指由卫生法律规范所调整的,卫生健康行政部门在卫生监督过程中与相对人之间形成的权利与义务关系,具有调整性、纵向性和法定性的特点。

二、构成要素

卫生监督法律关系包括三个构成要素,即卫生监督法律关系的主体、卫生监督法律关系的客体和卫生监督法律关系的内容,简称卫生监督法律关系"三要素"。在每一个具体的卫生监督法律关系中,不管缺少其中的哪一个要素,卫生监督法律关系都无法产生和存在。

(一) **卫生监督法律关系主体** 指卫生监督法律关系的参加者,即参加到卫生监督法律关系中,并依法享有权利和承担义务的自然人、法人或非法人组织。在我国,能够成为卫生监督法律关系主体的人或组织包括卫生健康行政部门、法律法规授权的组织、企事业单位、社会组织和自然人等。卫生监督法律关系主体可以分为卫生健康行政部门和相对人。

(二) **卫生监督法律关系的客体** 指卫生监督法律关系主体的权利、义务所指向的对象,它既是卫生监督法律关系产生和存在的前提,又是卫生监督法律关系主体之间发生权利和义务联系的中介。主要包括公民的生命健康权益、卫生行为、与公民生命健康相关的物。

(三) **卫生监督法律关系的内容** 指卫生监督法律关系的主体依法所享有的权利和承担的义务。它是抽象卫生监督法律关系的具体化,也是卫生监督法律关系中最基本的要素。卫生监督法律关系是一种纵向的行政管理关系的实质,决定了卫生监督法律关系主体的权利与义务的内容是法定的。

(周万里)

第三节·卫生监督证据

一、概念

卫生监督证据是指在卫生监督检查过程中,卫生监督机构或卫生监督员依法取得用来说明或者证明其实施的某一特定行政行为的合法性、合理性,或者主张某种理由、事实成立的卫生行政执法文书等有关的资料、材料。

二、特征

(一) **合法性** 指证据的主体、取得证据的程序、方式以及证据的形式符合法律的规定。
(二) **真实性** 指证据应具有能够反映卫生违法案件事实真相或者应具有客观存在性。
(三) **关联性** 指证据是否与卫生违法案件的待证事实之间具有一定的关系。
证据的合法性、真实性和关联性具有统一性和不可分割性。

三、种类

参照《中华人民共和国行政诉讼法》的相关规定,卫生监督证据包括书证、物证、视听资料、电子数据、证人证言、当事人的陈述、鉴定意见、勘验笔录、现场笔录。

(一) **书证** 是指以文字、符号、图形在物体(纸、布帛、木质、金属等其他物品)上记载和表达人的思想或行为,其内容能够证明卫生案件事实的一部或者全部的材料。

按制作方法,可分为原件、复制件、影印件、节录件和译制件等;按制作主体,可分为公文书证和非公文书证;按表现形式,可分为普通书证和特定书证;按内容及法律效果,可分为处分书证和报告书证。

(二) **物证** 是指以自己的存在、形态、质量等外部特征和物质属性、存在状态来证明卫生违法案件事实的物品或痕迹。它是以其存在、形状、特征、质量等证明卫生违法案件的事实。

物证具体可分三类。第一类是实物,如医疗器械、药品、消毒产品等;第二类是微量物质,如粉尘、金属屑、残留药渣等;第三类是痕迹,如指纹、划痕、擦伤痕迹等。

物证与书证有着明显的区别。第一,物证本身不具有任何思想内容,以其存在、形状、特征、质量等证明卫生违法案件的事实;而书证具有一定的思想内容,并以其中的文字、符号、图形等证明卫生违法案件的事实。第二,物证不具有任何主观的意志,以其客观存在证明卫生违法案件的事实;而书证一般是当事人的主观意志的反映,是当事人的意志体现。第三,法律对物证没有特别的要求;而书证中有的在法律上有特殊的要求,只有具备特定的形式,才能作为定案的根据。

(三) **视听资料** 是指以录影带、录像带、光盘、计算机及其他可视可听的科技设备储存的用以证明卫生违法案件事实的音像信息。它兼具书证和物证的共同特征。

试听资料的特征:第一,视听资料以其音响、影像或者其他信息证明卫生违法案件的事实,而物证以其自然形态证明卫生违法案件的事实;第二,视听资料的内容附着在录音带、录像带、计算机磁盘等上,而书证附着在纸、布帛、木质、金属等其他物品上;第三,视听资料需要借助录音机、录像机、计算机等设备才能显示,其他证据多数靠人的直观即可知晓其内容;第四,视听资料多以声音、动作过程等动态内容起到证明作用,而其他证据则多以静态的内容起到证明作用。

（四）电子数据 是指通过电子邮件、电子数据交换、网上聊天记录、博客、微博客、手机短信、电子签名、域名等形成或者存储在电子介质中的信息。

（五）证人证言 是指当事人以外的第三人将其了解卫生违法案件的有关情况向卫生健康行政部门所作的可能证明卫生违法案件真实情况的陈述。

所谓证人，是指非卫生违法案件的利害关系人了解卫生违法案件情况，并根据卫生健康行政部门或相对人的要求作证的人。证人必须同时具备两个条件：一是证人必须是直接或者间接知道案件情况的自然人，这是证人资格的基本条件；二是证人必须具有辨别是非和正确表达的能力，这是证人资格的限制条件。需要注意的是，应保护证人的人身权和财产权。

（六）当事人的陈述 是指当事人就卫生违法案件真实情况向卫生健康行政部门所作的叙述。

与证人证言均属于言词性证据，两者在很多方面具有相同性，所不同的是，证人不是卫生违法案件的当事人，当事人陈述是当事人自己对其所了解的卫生违法案件的事实所作出的叙述。

（七）鉴定意见 是指鉴定机构或者卫生健康行政部门委托具有专门知识或者技能的人，根据所提供的材料，对卫生违法案件中某些专门性问题，通过分析、检验、鉴别、判断作出的书面结论意见，如医疗事故鉴定、药品质量鉴定等。

鉴定意见能否发挥证明作用，除了其与鉴定内容的客观性、可靠性和准确性有直接的关联，同时还取决于鉴定过程以及鉴定意见形式的合法性。鉴定意见具有三个特征：第一，鉴定人对卫生违法案件中的专门性问题提出的客观理性的意见，不是感性认识。为此，需要鉴定人对卫生违法案件中专门性问题进行科学鉴定后作出明确的肯定或者否定的回答。如果鉴定人鉴定后，只提出鉴定中所见的事实，而未作理性的分析与判断，或者只作出倾向性的意见，则不能作为证据使用。第二，鉴定意见只是鉴定人就卫生违法案件中的专门性问题发表意见，而不解决卫生监督法律问题。第三，鉴定意见的形成需要经过一套完整的法律程序，整个过程要经历以下阶段：鉴定人接受鉴定；对鉴定资料的分析判断；作出鉴定意见。

（八）勘验笔录、现场笔录 是指卫生健康行政部门或者专门人员为了解卫生违法案件的事实，对事实发生的现场或者物品进行勘验、检查的记录；现场笔录是指卫生健康行政部门在卫生违法案件调查、现场监督检查或者采取行政强制措施过程中，对卫生违法案件有关的现场环境、场所、设施、物品、人员、生产经营过程等所作的客观记录。

现场笔录的特征：一是制作现场笔录的主体仅限于卫生健康行政部门，是由其执法人员在相对人的参与下制作的。司法机关和相对人均无权制作现场笔录。二是现场笔录所记录的内容是正在发生或者刚刚发生的现场事实。

四、收集要求

（1）卫生监督证据必须经查证属实，方可作为认定卫生违法案件事实的根据。

（2）以非法手段取得的证据，不得作为认定卫生违法案件事实的根据。

（3）收集证据时，可以采取抽样取证的方法；在证据可能灭失或者以后难以取得的情况下，经卫生健康行政部门负责人批准，可以先行登记保存，并应当在七日内及时作出处理决定，在此期间，当事人或者有关人员不得销毁或者转移证据。

（4）调查取证的证据应当是原件、原物，调查取证原件、原物确有困难的，可由提交证据的单位或个人在复制品、照片等物件上签章，并注明"与原件（物）相同"字样或文字说明。

五、最高人民法院对行政诉讼证据的规定

(一) 书证

(1) 提供书证的原件,原本、正本和副本均属于书证的原件。提供原件确有困难的,可以提供与原件核对无误的复印件、照片、节录本。

(2) 提供由有关部门保管的书证原件的复制件、影印件或者抄录件的,应当注明出处,经该部门核对无异后加盖其印章。

(3) 提供报表、图纸、会计账册、专业技术资料、科技文献等书证的,应当附有说明材料。

(4) 被告提供的被诉具体行政行为所依据的询问、陈述、谈话类笔录,应当有行政执法人员、被询问人、陈述人、谈话人签名或者盖章。

(5) 法律、法规、司法解释和规章对书证的制作形式另有规定的,从其规定。

(二) 物证

(1) 提供原物。提供原物确有困难的,可以提供与原物核对无误的复制件或者证明该物证的照片、录像等其他证据。

(2) 原物为数量较多的种类物的,提供其中的一部分。

(三) 视听资料、电子数据

(1) 提供有关资料的原始载体。提供原始载体确有困难的,可以提供复制件。

(2) 注明制作方法、制作时间、制作人和证明对象等。

(3) 声音资料应当附有该声音内容的文字记录。

(四) 证人证言

(1) 写明证人的姓名、年龄、性别、职业、住址等基本情况。

(2) 有证人的签名,不能签名的,应当以盖章等方式证明。

(3) 注明出具日期。

(4) 附有居民身份证复印件等证明证人身份的文件。

(五) 鉴定结论 应当载明委托人和委托鉴定的事项、向鉴定部门提交的相关材料、鉴定的依据和使用的科学技术手段、鉴定部门和鉴定人鉴定资格的说明,并应有鉴定人的签名和鉴定部门的盖章。通过分析获得的鉴定结论,应当说明分析过程。

(六) 现场笔录 应当载明时间、地点和事件等内容,并由执法人员和当事人签名。当事人拒绝签名或者不能签名的,应当注明原因。有其他人在现场的,可由其他人签名。

法律、法规和规章对现场笔录的制作形式另有规定的,从其规定。

(七) 其他

(1) 在中华人民共和国领域外形成的证据,应当说明来源,经所在国公证机关证明,并经中华人民共和国驻该国使领馆认证,或者履行中华人民共和国与证据所在国订立的有关条约中规定的证明手续。在香港特别行政区、澳门特别行政区和台湾地区内形成的证据,应当具有按照有关规定办理的证明手续。

(2) 外文书证或者外国语视听资料的,应当附有由具有翻译资质的机构翻译的或者其他翻译准确的中文译本,由翻译机构盖章或者翻译人员签名。

(3) 涉及国家秘密、商业秘密或者个人隐私的,提供人应当作出明确标注,并向法庭说明,法庭予以审查确认。

(4) 对提交的证据材料分类编号,对证据材料的来源、证明对象和内容作简要说明,签名或者盖

章,注明提交日期。

(祝秀英)

第四节·卫生行政执法文书

卫生行政执法文书是落实卫生监督管理必不可少的工作,贯穿于卫生监督检查、卫生监督抽检、卫生行政强制、卫生行政处罚等卫生行政执法活动的各个阶段,是重要的卫生监督证据。

一、概念

卫生行政执法文书是指卫生健康行政部门在卫生监督过程中,针对特定的管理相对人和事依法制作的具有法律效力或法律意义的公用文书的总称。不仅反映了卫生健康行政机关等工作过程,也反映了卫生健康行政机关执法权利义务关系和执法行为的法律性和程序性。

二、特征

(一) **合法性** 包括卫生监督主体合法、内容合法、程序合法。

(二) **规范性** 包括卫生行政执法文书格式统一、结构固定、用语规范。

(三) **特定性** 是指卫生监督特定管理对象的特定卫生事项作出具体卫生健康行政行为的记载,以具有指向对象、时间、空间、事件内容等的特定性。

(四) **强制性** 体现卫生法律法规的国家意志,具有强制性,一旦制作完成,并按规定程序发出或送达,即产生法律效力。

(五) **专业技术性** 卫生行政执法文书不仅具有法律特征,还体现了卫生健康行政执法的专业特征。在制作过程中,不仅要依据相关卫生法律法规规定,还要应用大量的卫生标准和规范。

三、分类

根据《卫生行政执法文书规范》目录,按文书使用分类,可以划分为:

(一) **执法检查类执法文书** 包括现场笔录、询问笔录、责令整改通知书、卫生监督意见书、产品样品采样记录、非产品样品采样记录、产品样品确认告知书、检验结果告知书、证据先行登记保存决定书、证据先行登记保存处理决定书。

(二) **行政处罚类执法文书** 包括受理记录、立案报告、调查终结报告、合议记录、行政处罚事先告知书、陈述申辩笔录、陈述和申辩复核意见书、行政处罚听证告知书、行政处罚听证告知书回执、行政处罚听证通知书、听证笔录、听证意见书、行政处罚决定书、当场行政处罚决定书、送达回执、结案报告、案件移送书。

(三) **行政强制控制类执法文书** 包括:查封、扣押决定书;查封、扣押处理决定书;查分扣押延期通知书;封条;卫生行政控制决定书;解除卫生行政控制决定书;催告书;强制执行申请书。

(四) **内部管理监督类文书** 包括卫生行政执法事项审批表、卫生行政执法建议书、重大行政执法决定法制审核表。

(五) **通告类文书** 包括公告、物品清单、续页。

四、制作原则

（一）**合法原则**　卫生行政执法文书书写应遵循制作卫生监督主体及职权合法、制作依据及程序合法、制作内容和格式合法。

（二）**准确原则**　卫生行政执法文书书写应遵循针对的卫生监督主体以及客体准确、使用卫生法律准确和选用卫生行政执法文书种类准确。卫生行政执法文书制作的过程中，必须忠于相关事实真相，以客观事实为依据，不能主观臆断和进行事实编造。

（三）**客观原则**　制作卫生行政执法文书，必须以客观事实和客观状况为基准，不能主观臆断、编造事实。

（四）**及时原则**　制作卫生行政执法文书必须按照法定期限要求，做到及时有效。

五、制作要求

（一）**文书格式要规范**　在卫生监督实践中，对于卫生监督检查、卫生监督抽检、卫生行政强制、卫生行政处罚等卫生行政执法活动的文书，都统一规定了相应的文书格式，卫生执法文书要按照规定的格式进行制作。

（二）**项目填写要齐全**　卫生行政执法文书中设定的各个项目都代表着特定的卫生法律意义和具有特定的卫生法律效力，制作时应按照《卫生行政执法文书规范》的要求进行填写，不能有空缺。

（三）**制作内容要严谨**　卫生行政执法文书对事实的描述要严谨，要选择符合制作卫生行政执法文书宗旨的事实材料，要突出重点，所列的事实要有充分的说服力，并且要列举确凿的证据，事实和证据要相互印证。

（四）**运用语言要规范**　卫生行政执法文书是实效性文书，准确规范的语言是高质量卫生行政执法文书的重要标志。应做到：①符合国家公文的语言要求，严谨、规范、文字平实、用语准确，切忌掺入个人感情的修饰词句；②符合法律文书的要求，语言庄重、严肃、使用法律用语；③语言要具有科学性，应熟练、准确地运用专业术语，引用标准、规范时要准确；④语言要完整，文书中出现的各种法律法规名称、单位或当事人名称、涉及的物品名称等都要使用全称，不能随意省略或简写。

六、制作规范

（一）**卫生行政执法文书的结构**　卫生行政执法文书的书面结构一般由首部、正文和尾部3个部分组成。

1. 首部　卫生行政执法文书的起始部分，主要说明文书的主题和当事人相关情况，包括标题、文号或编号、当事人身份事项、案由、引言或导语等要素。

2. 正文　卫生行政执法文书的主体部分，主要写明相应的客观事实、有关事项、具体事由、处理意见、处理决定等，包括事实、证据、定性、主文等要素。根据卫生行政执法文书的用途、主旨不同，不同文书正文中的构成要素存在一定的差异。

3. 尾部　卫生行政执法文书的结尾部分，主要列出文书的附注和说明，包括告知权利、告知义务、有关事项说明、署名盖章、时限、签字等事项要素。

（二）**卫生行政执法文书的制作规范**

1. 文号规范　卫生行政执法文书本身设定文号的，应当在文书标注的"文号"位置编写相应的文号，编号方法为："地区简称＋卫＋执法类别＋执法性质＋〔年份〕＋序号"。卫生行政执法文书本身设定编号的,应当在文书标注的"编号:"后印制编号,编号方法为:"年份+序号"。

2. 书写规范。现场使用的卫生行政执法文书应当按照规定的格式印制后填写。两联以上的卫生行政执法文书应当使用复写纸印制。应当用黑色或者蓝黑色的水笔或者签字笔填写,保证字迹清楚、文字规范、文面清洁。因书写错误需要对卫生行政执法文书进行修改的,应当用杠线划去修改处,在其上方或者接下处写上正确内容。对外使用的卫生行政执法文书作出修改的,应当在改动处加盖校对章,或者由对方当事人签名或者盖章。卫生行政执法文书也可以按照规范的格式打印,执法过程中需要利用手持移动执法设备现场打印文书的,在文书格式和内容不变的情况下,文书规格大小可以适当调整。

3. 填写规范。预先设定的卫生行政执法文书栏目,应当逐项填写。摘要填写的,应当简明、完整、准确。签名和注明日期必须清楚无误。卫生行政执法文书中卫生健康行政部门的名称应当填写部门全称。

4. 记录规范。调查询问所作的记录应当具体详细,涉及卫生违法案件关键事实和重要线索的,应当尽量记录原话。不得使用推测性词句,以免发生词句歧义。对方位、状态及程度的描述记录,应当依次有序、准确清楚。

5. 当事人确认规范。当场制作的现场笔录、询问笔录、陈述和申辩笔录、听证笔录等卫生行政执法文书,应当在记录完成后注明"以下空白",当场交由有关当事人审阅或者向当事人宣读,并由当事人签字确认。当事人认为记录有遗漏或者有差错的,应当提出补充和修改,在改动处签字或者用指纹、印鉴覆盖。当事人认为上述笔录所记录的内容真实无误的,应当在笔录上注明"以上笔录属实"并签名。当事人拒不签名的,应当注明情况。采取行政强制措施时,当事人不到场的,应当邀请见证人到场并在现场笔录上签名或者盖章。

6. 共性栏目规范。卫生行政执法文书本身设有"当事人"项目的,按照以下要求填写:是法人或者非法人组织的,应当填写单位的全称、地址、联系电话,法定代表人(负责人)的姓名、性别、民族、职务等内容;是自然人的,应当填写姓名、性别、身份证号、民族、住址、联系电话等内容。"案件来源"按照《卫生行政处罚程序》的规定要求填写。

7. 用印。不同的卫生行政执法文书对使用卫生健康行政部门本章,还是卫生监督专用章都有明确的规定,要注意正确使用,不能替代。

8. 文书续页。卫生行政执法文书首页不够记录时,可以续页记录,但首页及续页均应有当事人签名或印鉴并注明日期。

9. 案由填写。案由统一写法为:"当事人名称(姓名)+具体违法行为+案"。如有多个违法行为,则以主要的违法行为作为案由。卫生行政执法文书本身设有"当事人"项目的,在填写案由时可以省略有关当事人的内容。

10. 签收。对外使用的卫生行政执法文书本身设定签收栏的,在直接送达的情况下,应由当事人直接签收。没有设定的,一般应当使用送达回执。

(三) 卫生行政执法文书制作中常见的问题　　卫生行政执法文书在制作中容易出现一些与规范性要求不一致的问题,如文书选用错误、缺项过多、描述不清晰、记录不详、法律引用不对、程序错误等,问题严重时甚至会影响卫生监督行为的基本法律效力。常见的文书制作问题包括:

1. 首部制作常见问题。主要有缺项、文号书写不规范、案由表述不规范、案件来源书写不规范、当事人信息不全、询问笔录中未注明询问人执法证号等。

2. 正文制作常见问题。主要有书写过于简单或冗长、用语不准确、违法事实描述不清、文书修改不符合要求、证据描述不规范、适用法律条款错误或不具体、现场笔录或询问笔录中使用判断性表述、漏项或漏填、错别字等。

3. 尾部制作常见问题·主要有文书制作单位表述错误、立案或结案报告负责人审批意见不规范、日期写错、未签字或代签字、漏盖公章等。

(祝秀英)

第五节·卫生监督检查

卫生监督检查是卫生监督管理的核心环节,是卫生健康行政部门掌握、核查相对人从事卫生健康相关活动最基本、最直接的途径,是履行卫生健康行政部门管理职能的重要表现形式,也是卫生监督员从事卫生监督管理应当掌握的能力。

一、概念

卫生监督检查指卫生健康行政部门依法对相对人遵守卫生法律规范和具体卫生行政决定所进行的了解和调查,并依法处理的卫生行政执法活动。

卫生监督检查主要是对两种情况的监督检查:①对相对人是否遵守卫生法律法规进行卫生监督检查;②对相对人是否履行卫生健康行政部门依法作出的卫生行政决定进行卫生监督检查。

二、原则

(一) **合法性原则** 卫生监督检查作为具体卫生行政行为的一种,其实施过程必须符合卫生行政执法的一般原则,必须依据卫生法律法规的规定,必须有法定的依据、法定的主体、有资质的执法人员、合法的程序、规范的文书等合法要件,保证卫生监督检查行为的合法性。

(二) **经常性原则** 卫生监督检查时卫生监督管理的核心内容,是一项经常性工作。

(三) **客观性原则** 卫生监督检查必须谨遵客观性原则。必须对相对人的现场状况进行客观描述、如实记录,避免主观臆断,保证卫生监督检查行为获得的信息客观公正、真实反映相对人的执业或经营状况。

(四) **关联性原则** 最为全面掌握相对人卫生状况的有效方式,需要将卫生监督检查内容及要求与目的密切关联。

三、种类

(一) **按卫生监督检查对象** 可分为公共场所卫生监督、饮水卫生监督、职业卫生监督检查、放射卫生监督检查、学校卫生监督检查和医疗服务监督检查等。

(二) **按卫生监督实施时间** 根据卫生监督检查实施的时间阶段分类。

1. 事前卫生监督检查·是指在相对人的某种行为开始之前实施的卫生监督检查。

2. 事中卫生监督检查·是指在相对人的行为过程之中实施的卫生监督检查。

3. 事后卫生监督检查·是指在相对人完成某一活动之后实施的卫生监督检查。

事前卫生监督检查的作用在于防患于未然;事中卫生监督检查的作用在于及时发现问题;事后卫生监督检查的作用在于对已实施的违法行为及时进行补救或追究其法律责任。三者相辅相成,缺一不可。

(三) 按卫生监督开展形式 可分为日常卫生监督检查、专项卫生监督检查、"双随机"卫生监督检查、许可后卫生监督检查和行政执法后复查等。

(四) 按卫生监督开展方式

1. 现场监督检查。主要是卫生监督员到现场开展的卫生监督检查。
2. 监督检测抽检。主要是对相对人的物品和场地环境等进行现场快检或者抽检送检等。
3. 非接触式监督。主要是指依托人工智能、区块链、云计算、大数据等新技术,以数据监测、远程监管、预警防控为特征的"非接触式监管"。

四、方式

卫生监督检查的方式,是指卫生健康行政部门为了达到卫生监督检查的目的而采取的手段和措施。根据不同的情况可采用不同的卫生监督检查方式。

常用的卫生监督检查方式主要有以下几种。

(一) 实地检查 指卫生健康行政部门直接深入现场进行的卫生监督检查,是一种常用的监督检查的方式。实地检查的形式多样,既可以全面检查,也可以抽样检查;既可以定期检查,也可以临时检查;既可以综合检查,也可以专项检查。为提高卫生监督检查效果,在实践中有时采取"飞行检查"的监管模式。

(二) 查验 指卫生健康行政部门对相对人的某种证件或物品进行卫生监督检查、核对。

(三) 查阅资料 指卫生健康行政部门通过查阅书面材料对相对人进行的一种书面卫生监督检查的方式。通过对相对人生产经营活动中有关记录、档案及相关资料的卫生审查检查,了解有关情况,是卫生监督检查的一种常用的方式。在查阅资料的过程中,如有需要,卫生健康行政部门可以复制有关材料,以获取相对人卫生违法行为的相关证据。

(四) 统计 指卫生健康行政部门通过统计数据了解相对人守法情况的一种卫生监督检查方法。

五、程序

(一) 卫生监督检查前的准备 卫生监督员进入现场卫生监督检查前,应当做好以下准备工作。

(1) 熟悉相对人的有关情况和现场卫生监督检查的有关内容。

(2) 备好现场卫生监督检查所需的检验、测试、采样及取证工具。

(3) 准备好现场卫生监督检查所需的文书和执法工具。

(二) 监督检查 卫生监督员进入现场卫生监督检查时,应不少于2人。实施卫生监督检查,首先应当履行表明身份的义务,即在进入现场时,卫生监督员必须向相对人出示行政执法证,并向相对人说明实施卫生监督检查的原因、依据以及进行检查的方法,允许相对人陈述。

卫生监督员在履行卫生监督检查职责时,有权进入相对人办公或经营场所调查取证,查阅或者复制有关的资料和采集样本。现场卫生监督检查的职权是:①听取相对人根据监督检查内容及要求所作的介绍;②查阅相对人的有关制度、检验记录、技术资料、产品配方和必需的财务账目及其他书面文件;③采用卫生监督技术手段进行现场检查、勘验、采样和检测;④根据需要向有关人员了解情况。

(三) 调查取证

1. 制作《现场笔录》和《询问笔录》。现场卫生监督检查应根据监督检查内容及要求当场制作《现场笔录》,核对无误后,卫生监督员和相对人在《现场笔录》上共同签名,修改之处由相对人签名或者印章覆盖。卫生监督检查时,卫生监督员可以对相对人或有关人员进行询问,并当场制作《询问笔录》,核对无误后,卫生监督员和被询问人在《询问笔录》上共同签名。相对人或被询问人对《现场笔录》或《询问笔录》内容有异议的,可在相应笔录上说明理由并签名,卫生监督员应在其后签名。相对人或被询问人拒绝签名的,由2名以上卫生监督员在相应笔录上签名并注明相对人拒绝签名情况,同时记录在场人员姓名、职务等。

2. 现场卫生监测 必要时,卫生监督员可根据卫生监测目的以及相关卫生检验标准方法的规定,无偿现场采样和检测。采样的卫生监督员必须向相对人出具采样凭证,应当制作现场采样、检测记录并在《现场笔录》上记录检测结果,并由相对人书面确认。

3. 现场收集证据 卫生监督员有权要求相对人提供相关证据。现场检查所取证据应尽可能是原件、原物,调查取证原件、原物确有困难的,应由相对人提交证据原件、原物的复印件、影印件或复制品等,经卫生监督员查核后,并由提供者在复印件、影印件上签章,并注明"与原件一致"字样或为复制品配上文字说明。在证据可能灭失或以后难以取得时,经卫生健康行政部门负责人批准后,可实施证据先行登记保存,并出具由卫生健康行政部门负责人签发的"证据先行保存登记决定书"(注:因情况紧急需要当场实施行政强制措施,应事后补办批准手续)。卫生健康行政部门应当在7日内对所保存的证据作出处理决定。

卫生监督员应本着客观、全面、及时、真实的原则进行现场调查取证工作,尊重相对人的人格尊严,保守相对人的商业机密。

(四)告知 卫生监督员完成卫生监督检查后,应向相对人告知现场卫生监督检查的结果,并签字。

(周万里)

第六节·卫生行政处罚

一、概念

卫生行政处罚是指卫生健康行政部门依法对违反卫生行政管理秩序的公民、法人或者非法人组织,以减损权益或者增加义务的方式予以惩戒的行为。

外国人、无国籍人、外国组织在中华人民共和国领域内有卫生行政违法行为,也应当适用《中华人民共和国行政处罚法》给予卫生行政处罚,法律另有规定的除外。

二、原则

(一)法定原则 卫生行政处罚法定原则是指实施卫生行政处罚必须依照卫生法律、法规、规章的明文规定。具体要求如下:

1. 卫生行政处罚主体及其职权的法定性 凡是违反卫生行政法律规范的行为一律由卫生健康行政部门实施卫生行政处罚,其他机关无权实施。

2. 卫生行政被处罚行为的法定性 凡是卫生法律、法规、规章未规定给予卫生行政处罚的行为,均不受卫生行政处罚。

3. 卫生行政处罚的种类、内容和程序的法定性 对于卫生行政法律规范规定应予卫生行政处罚的行为,不仅必须科以处罚,而且必须科以法定的种类和内容的处罚。实施卫生行政处罚,不仅要求实体合法,还必须程序合法。没有法定依据或者不遵守法定程序的卫生行政处罚无效。

(二) **公正、公开原则** 设定和实施卫生行政处罚必须以事实为依据、以法律为准绳,与卫生违法行为的事实、性质、情节以及社会危害程度相当。同时,要求对违法行为给予卫生行政处罚的规定必须公布,未经公布的,不得作为卫生行政处罚的依据;卫生监督员身份公开为当事人申请公务回避提供可能;卫生行政处罚程序也必须公开。只有实施卫生行政处罚公开,才能形成社会监督,确保卫生健康行政部门依法施罚。

(三) **处罚与教育相结合原则** 是指实施卫生行政处罚必须责令当事人纠正违法行为,并教育当事人今后不再违法。同时,通过卫生行政处罚纠正卫生违法行为,进行宣传,教育其他公民、法人和非法人组织自觉守法。

(四) **救济原则** 由于卫生行政处罚是一种具有惩罚性的具体行政行为,给当事人带来不利的法律后果,因此,对当事人的权利作了如下规定。

(1) 当事人在卫生行政处罚实施过程中,享有陈述权、申辩权。

(2) 卫生健康行政部门作出责令停产停业、吊销许可证、较大数额罚款等卫生行政处罚时,当事人有要求举行听证的权利。

(3) 在卫生行政处罚后,当事人对卫生行政处罚不服的,可以依法提请卫生行政复议或者提起卫生行政诉讼。

(4) 当事人的权益受到损害的,有要求卫生行政赔偿的权利。

三、设定

(1) 卫生法律可以设定各种行政处罚,值得注意的是限制人身自由的行政处罚权只能由公安机关和法律规定的其他机关行使。

(2) 卫生行政法规可以设定除限制人身自由以外的行政处罚。

(3) 地方性卫生法规可以设定除限制人身自由、吊销企业营业执照以外的卫生行政处罚。

(4) 地方政府卫生规章可以在卫生法律和法规的给予卫生行政处罚的行为、种类和幅度的范围内作出具体规定。尚未制定卫生法律和法规的,地方政府卫生规章对违反卫生行政管理秩序的行为,可以设定警告、通报批评或者一定数额罚款的卫生行政处罚。罚款的限额由省、自治区、直辖市人民代表大会常务委员会规定。

(5) 除卫生法律、卫生法规、卫生部门规章外,其他卫生规范性文件不得设定卫生行政处罚。

四、管辖

(1) 卫生行政处罚由行为发生地的卫生健康行政机关管辖。卫生法律、卫生法规、卫生部门规章另有规定的,从其规定。

(2) 两个以上卫生健康行政机关都有管辖权的,由最先立案的卫生健康行政机关管辖。对管辖发生争议的,应当协商解决,协商不成的,报请共同的上一级卫生健康行政部门制定管辖,也可以直接由共同的上一级卫生健康行政部门制定管辖。

(3) 卫生违法行为涉嫌犯罪的,卫生健康行政部门应当及时将案件移送司法机关依法追究刑事责任。对依法不需要追究刑事责任或者免于刑事处罚,但应当给予卫生行政处罚的,司法机关应当及时将案件移送有关卫生健康行政部门。

五、种类

参照《中华人民共和国行政处罚法》(以下简称"行政处罚法")规定,根据卫生行政处罚的内容对当事人所产生的影响,可以将其划分为以下几类。

(一)申诫罚 申诫罚也称精神罚或声誉罚,是指影响当事人声誉或名誉的卫生行政处罚,包括警告、通报批评。

1. **警告** 指卫生健康行政部门对当事人予以谴责和告诫的卫生行政处罚形式。适用于较轻的卫生违法行为,既有教育也有制裁性质。目的是通过对违法行为人精神上的惩戒,申明其有违法行为,使其不再违法。具有纠正违法行为和预防危害结果发生的作用。警告要用书面形式,不同于一般的口头批评教育。

2. **通报批评** 是指卫生健康行政部门将对当事人的批评以书面形式公布于众,指出其卫生违法行为,予以公开谴责和告诫,以避免其再犯的处罚方式。通报批评既有对违法者的惩戒和教育,也是对广大群众的教育,有一般社会预防的作用。

(二)财产罚 财产罚是指影响当事人财产权利的卫生行政处罚,即强制违反卫生法律规范的当事人缴纳一定数额的金钱或剥夺其一定的财产权利,包括罚款和没收违法所得、没收非法财物。

1. **罚款** 是指卫生健康行政部门强制违反卫生法律规范,不履行卫生法定义务的当事人在一定期限内向国家缴纳一定数额的金钱的卫生行政处罚形式。由于罚款不影响当事人的人身自由,同时又能通过经济上的制裁对其卫生违法行为起到惩戒作用。因此,是目前卫生行政处罚中应用最为广泛的一种处罚形式。

2. **没收违法所得、没收非法财物** 没收是指卫生健康行政部门依法将当事人因违反卫生法律规范的行为而获得的财产或用于从事违反卫生法律规范活动的财物收归国有的处罚形式,包括没收违法所得和没收非法财物。

违法所得是指实施卫生违法行为所取得的款项,如从事非法行医,销售假药、劣药的所得收入。非法财物包括违禁物品和违法行为工具。违禁物品是指卫生法律规范禁止生产、储存、加工运输、销售的物品;违法行为工具是指实施卫生违法活动中,用于生产、储存、加工、运输、销售违禁物品的工具。

3. **行为罚** 行为罚也称能力罚,它是影响当事人卫生法律规范上的权利能力和行为能力的处罚,即卫生健康行政部门限制或剥夺当事人卫生行政权力能力和行为能力的处罚,包括限制开展生产经营活动、责令停产停业、责令关闭、限制从业等。

(1)限制开展生产经营活动:是指卫生健康行政部门依法对违反卫生法律法规的当事人限制其从事新的生产经营活动的卫生行政处罚,包括责令停止接受新业务,在吊销许可证件、解除协议等后的一定期限内禁止开展生产经营活动。

(2)责令停产停业:是指卫生健康行政部门依法禁止违反卫生法律法规的当事人在一定期限内从事全部或者部分生产经营活动的卫生行政处罚。实践中,责令停产停业包括责令停业整顿、责令停止生产、责令停止经营、责令停止活动、责令限制生产等。

(3)责令关闭:是指卫生健康行政部门依法禁止违反卫生法律规范的当事人从事全部生产经营活动的卫生行政处罚,是一类较为严厉的卫生行政处罚。

(4)限制从业:是指卫生健康行政部门依法限制违反卫生法律规范的当事人从事一定职业的卫生行政处罚。

4. 资格罚

（1）暂扣许可证件：是限制当事人从事卫生领域某项活动的权利或资格的一种卫生处罚方式。暂扣许可证件是中止持有许可证件的当事人从事卫生领域某项活动的资格，待其改正卫生违法行为或经过一定期限，再发还许可证件，恢复其资格，允许其重新享有该权利和资格。

（2）降低资质等级：是指当事人从事卫生领域某种活动或享有某种资格被降低。有的卫生行政许可有不同级别，不同级别的资质具有不同的经营范围或活动权限，降低资质等级就是限制了当事人的经营范围或活动权限。

（3）吊销许可证：是指对当事人从事卫生领域某种活动或享有某种资格的取消。目的是剥夺当事人已在卫生领域合法取得的某种特许的权利。这是对当事人违反卫生法律规范的行为所实施的最严厉的一种处罚。

六、程序

卫生行政处罚程序是指卫生健康行政部门对当事人实施卫生行政处罚的方式、步骤以及实现这些方式、步骤的时间和顺序的行为过程。卫生行政处罚程序在卫生监督程序中占有极为重要的地位，它是卫生行政处罚得以正确实施的基本保障。主要包括简易程序、一般程序和听证程序。

（一）简易程序 卫生行政处罚的简易程序是指卫生健康行政部门对事实清楚、情节简单、后果轻微的卫生违法行为当场进行卫生行政处罚的程序。设置简易程序，一是有利于提高卫生行政效率，二是节约卫生执法成本，也易为当事人接受。

1. 适用条件 《中华人民共和国行政处罚法》第五十一条规定："违法事实确凿并有法定依据，对公民处以200元以下、对法人或者非法人组织处以3000元以下罚款或者警告的行政处罚的，可以当场作出行政处罚决定。法律另有规定的，从其规定。"

2. 简易程序的具体内容

（1）表明身份：卫生监督员应当主动向当事人出示执法证件。

（2）说明理由和依据：卫生监督员指出当事人的卫生违法行为，说明给予卫生行政处罚的理由及依据，必要时进行现场取证。

（3）告知当事人依法享有的权利：主要包括陈述和申辩权、依法申请行政复议和提起行政诉讼的权利。

（4）制作行政处罚决定书：卫生监督员应在现场填写预定格式、编有号码的行政处罚决定书。行政处罚决定书应当载明当事人的违法行为，行政处罚的种类和依据、罚款数额、时间、地点，申请行政复议、提起行政诉讼的途径和期限以及行政机关名称，并由卫生监督员签名或者盖章。

（5）交付与告知：卫生监督员应当场将行政处罚决定书交付当事人。当事人拒绝签收的，卫生监督员应当在行政处罚决定书上注明。

（6）备案：卫生监督员当场作出的卫生行政处罚决定，应当报所属卫生健康行政部门备案。

3. 当场行政处罚罚款的收缴 《中华人民共和国行政处罚法》第六十八条规定："依照本法第五十一条的规定当场作出行政处罚决定，有下列情形之一的，执法人员可以当场收缴罚款：（一）依法给予100元以下罚款的；（二）不当场收缴事后难以执行的。"《中华人民共和国行政处罚法》第六十九条规定："在边远、水上、交通不便地区，行政机关及其执法人员依照本法第五十一条、第五十七条的规定作出罚款决定后，当事人到指定的银行或者通过电子支付系统缴纳罚款确有困难，经当事人提出的，行政机关及其执法人员可以当场收缴罚款。"

当场收缴罚款的,卫生监督员必须向当事人出具国务院财政部门或者省、自治区、直辖市人民政府财政部门统一制发的专用票据;不出具财政部门统一制发的专用票据的,当事人有权拒绝缴纳罚款。当场收缴的罚款,应当自收缴罚款之日起2日内,交至卫生健康行政部门;在水上当场收缴的罚款,应当自抵岸之日起2日内交至卫生健康行政部门;卫生健康行政部门应当在2日内将罚款缴付指定的银行。

(二) 普通程序 卫生行政处罚的普通程序是指卫生健康行政部门实施卫生行政处罚的基本程序。卫生健康行政部门发现公民、法人或者非法人组织有依法应当给予卫生行政处罚的行为的,必须全面、客观、公正地调查,收集有关证据;必要时,依照法律法规的规定,可以进行检查。符合立案标准的,行政机关应当及时立案。

卫生健康行政部门在实施卫生行政处罚过程中,除法律、法规有特别规定或者依法可以适用简易程序的案件外,实施卫生行政处罚应当依照普通程序。

1. 受理与立案

(1) 受理:卫生健康行政部门对下列案件应当及时受理并做好记录:在卫生监督管理中发现的;卫生机构监测报告的;社会举报的;上级卫生健康行政部门交办、下级卫生健康行政部门报请的;有关部门移送的。

(2) 立案:是指卫生健康行政部门对于公民、法人或者非法人组织的检举、控告或者本部门在执法检查过程中发现的违法行为或有重大嫌疑问题,认为需要进一步调查而决定专项查处的活动。立案是卫生行政处罚程序的开始,卫生健康行政部门受理的案件符合下列条件的,应当在7日内立案:有明确的违法行为人或者危害后果;有来源可靠的事实依据;属于卫生行政处罚的范围;属于本机构管辖;违法行为仍在卫生行政处罚追究时效内;不违反一事不再罚款原则;未发现存在其他依法应当不予处罚的情形。

卫生健康行政部门对决定立案的应当制作立案报告,由直接领导批准,并确定立案日期和2名以上卫生监督员为承办人。

2. 调查取证

(1) 表明身份:立案后卫生健康行政部门应当调查取证,查明卫生违法事实。案件的调查取证,必须有2名以上卫生监督员参加,应当主动向当事人或者有关人员出示执法证件。卫生监督员不出示执法证件的,当事人或者有关人员有权拒绝接受调查或者检查。

(2) 收集证据:当事人或者有关人员应当如实回答询问,并协助调查或者检查,不得拒绝或者阻挠。询问或者检查应当制作笔录,包括《现场笔录》《询问笔录》。

卫生健康行政部门在收集证据时,可以采取抽样取证的方法。在进行抽样取证时,卫生健康行政部门应当依法制作《产品样品采样记录》《非产品样品采样记录》《产品样品确认告知书》,并对采集的样品贴上封条。对检验结果应以《检验结果告知书》的方式对当事人及时予以告知。在证据可能灭失或者以后难以取得的情况下,经卫生健康行政部门负责人批准,可以先行登记保存,并应当在7日内及时作出处理决定。在此期间,当事人或者有关人员不得销毁或者转移证据。

卫生健康行政部门依照法律、行政法规规定利用电子技术监控设备收集、固定卫生违法事实的,应当经过法制和技术审核,确保电子技术监控设备符合标准、设置合理、标志明显,设置地点应当向社会公布。电子技术监控设备记录卫生违法事实应当真实、清晰、完整、准确。卫生健康行政部门应当审核记录内容是否符合要求;未经审核或者经审核不符合要求的,不得作为卫生行政处罚的证据。

(3) 调查终结后,承办案件的卫生监督员应当书写案件调查终结报告,其内容应当包括案由,案情、违法事实、违反法律、法规或规章的具体款项等。

3. **事先告知** 卫生健康行政部门在作出卫生行政处罚决定之前，应当告知当事人拟作出卫生行政处罚的内容及事实、理由、依据，并应告知当事人依法享有陈述、申辩、要求听证等权利。

4. **听取陈述、申辩或举行听证** 当事人有权进行陈述和申辩。卫生健康行政部门在作出卫生行政处罚决定之前，必须充分听取当事人的意见，对当事人提出的事实、理由和证据，应当进行复核；当事人提出的事实、理由或者证据成立的，卫生健康行政部门应当采纳。卫生健康行政部门不得因当事人的陈述、申辩而给予更重的处罚。按规定应举行听证的案件，当事人要求听证的，应当举行听证。

5. **作出卫生行政处罚决定** 调查终结，卫生健康行政部门负责人应当对调查结果进行审查，根据不同情况，分别作出如下决定。

(1) 确有应受卫生行政处罚的违法行为的，根据情节轻重及具体情况，作出卫生行政处罚决定。

(2) 违法行为轻微，依法可以不予卫生行政处罚的，不予卫生行政处罚。

(3) 违法事实不能成立的，不予卫生行政处罚。

(4) 违法行为涉嫌犯罪的，移送司法机关。

对情节复杂或者重大违法行为给予较重的卫生行政处罚，卫生健康行政部门负责人应当集体讨论决定。有下列情形之一，在卫生健康行政部门负责人作出卫生行政处罚决定之前，应当由从事卫生行政处罚决定法制审核的人员进行法制审核；未经法制审核或者审核未通过的，不得作出决定。

(1) 涉及重大公共利益的。

(2) 直接关系当事人或者第三人重大权益，经过听证程序的。

(3) 案件情况疑难复杂、涉及多个法律关系的。

(4) 法律、法规规定应当进行法制审核的其他情形。

6. **制作卫生行政处罚决定书** 卫生健康行政部门应当自卫生行政处罚案件立案之日起90日内作出卫生行政处罚决定，制作卫生行政处罚决定书。卫生行政处罚决定书应当载明下列事项。

(1) 当事人的姓名或者名称、地址。

(2) 违反卫生法律、法规、规章的事实和证据。

(3) 卫生行政处罚的种类和依据。

(4) 卫生行政处罚的履行方式和期限。

(5) 申请行政复议、提起行政诉讼的途径和期限。

(6) 作出卫生行政处罚决定的卫生健康行政部门名称和作出决定的日期。

卫生行政处罚决定书必须盖有作出卫生行政处罚决定的卫生健康行政机关的印章。

7. **送达卫生行政处罚决定书** 卫生行政处罚决定书应当在宣告后当场交付当事人；当事人不在场的，卫生健康行政部门应当在7日内依照《中华人民共和国民事诉讼法》的有关规定，将卫生行政处罚决定书送达当事人。有些卫生处罚决定书，除了向当事人送达外，还要送交有关单位或个人。

当事人同意并签订《送达地址确认书》的，卫生健康行政部门可以采用传真、电子邮件等方式，将卫生行政处罚决定书等送达当事人。

送达方式包括直接送达、留置送达、电子送达、委托及邮寄送达、转交送达和公告送达，除这些方式以外，不得采取其他方式进行送达。

8. **执行** 卫生行政处罚依法作出后，当事人应当在卫生行政处罚决定书载明的期限内予以履行。当事人确有经济困难，需要延期或者分期缴纳罚款的，经当事人申请和卫生健康行政部门批准，可以暂缓或者分期缴纳。当事人对卫生行政处罚决定不服申请行政复议或者提起行政诉讼的，卫生行政处罚不停止执行,但行政复议或行政诉讼期间裁定停止执行的除外。当事人应当自收到卫生行政处罚决定书之日起15日内,到指定的银行或者通过电子支付系统缴纳罚款。银行应当收受罚款,并将罚款直接上缴国库。

9. 结案 卫生行政处罚决定履行或者执行后,承办案件的卫生监督员应当制作《结案报告》。并将有关案件材料进行整理装订,加盖承办案件的卫生监督员的印章,归档保存。

（三）听证程序 听证程序是指卫生健康行政部门在作出卫生行政处罚决定之前,应当听取当事人的陈述、申辩,并应当给予当事人质证机会的程序。它发生在卫生健康行政部门事先告知违法事实、处罚理由、依据和相关权利之后,在正式作出卫生行政处罚决定之前这一阶段。但并不是任何卫生行政处罚案件都可以适用听证程序,听证程序只适用于那些拟给予较严厉卫生行政处罚的特定案件。而且,依法适用听证程序的案件也并不是必须举行听证,只有当事人提出听证要求的,卫生健康行政部门才必须举行。

1. 适用范围 根据《中华人民共和国行政处罚法》的相关规定,卫生健康行政部门拟作出下列卫生行政处罚决定,应当告知当事人有要求听证的权利,当事人要求听证的,卫生健康行政部门应当组织听证：①较大数额罚款;②没收较大数额违法所得、没收较大价值非法财物;③降低资质等级、吊销许可证件;④责令停产停业、责令关闭、限制从业;⑤其他较重的行政处罚;⑥卫生法律、法规、规章规定的其他情形。当事人不承担卫生健康行政部门组织听证的费用。

2. 程序

（1）听证的提出：凡按规定应举行听证的卫生行政处罚案件,卫生健康行政部门作出卫生行政处罚决定之前,应告知当事人有要求举行听证的权利,当事人要求听证的,应当在卫生健康行政部门告知后5日内提出。

（2）通知：卫生健康行政部门应当在举行听证的7日前,通知当事人及有关人员听证的时间、地点。

（3）听证举行：除涉及国家秘密、商业秘密或者个人隐私依法予以保密外,听证公开举行;听证由卫生健康行政部门指定的非本案调查人员主持;当事人认为主持人与本案有直接利害关系的,有权申请回避;当事人可以亲自参加听证,也可以委托一至二人代理;当事人及其代理人无正当理由拒不出席听证或者未经许可中途退出听证的,视为放弃听证权利,卫生健康行政部门终止听证;举行听证时,调查人员提出当事人违法的事实、证据和卫生行政处罚建议,当事人进行申辩和质证。

（4）制作笔录：听证应当制作听证笔录。听证笔录应当交当事人或者其代理人核对无误后签名或者盖章。当事人或者其代理人拒绝签名或者盖章的,由听证主持人在听证笔录中注明。

七、自由裁量

（一）原则 自由裁量应当遵循合法、适当的原则,坚持处罚与教育相结合,并遵循下列一般规则：符合法律目的、原则和精神;公正、平等对待当事人,考虑相关事实因素和法律因素,并排除不相关因素的干扰;综合考量违法行为的事实、性质、情节以及社会危害程度等因素,对处罚种类和幅度作出卫生行政处罚决定。

（二）不予处罚情形

(1) 不满14周岁的公民有违法行为的。

(2) 精神病人在不能辨认或控制自己行为时有违法行为的。

(3) 违法行为轻微并及时纠正,未造成危害后果的。

(4) 法律、法规、规章规定不予行政处罚的其他情形。

违法行为在二年内未发现，不再给予卫生行政处罚，涉及公民生命健康安全、金融安全且有危害后果的，上述期限延长至五年。法律另有规定的除外。

(三) 从轻、减轻处罚情形
(1) 主动消除或者减轻违法行为危害后果的。
(2) 受他人胁迫或者诱骗实施违法行为的。
(3) 主动供述卫生健康行政部门尚未掌握的违法行为的。
(4) 配合卫生健康行政部门查处违法行为有立功表现的。
(5) 法律、法规、规章规定其他应当从轻或者减轻行政处罚的。

八、卫生行政处罚强制执行

(一) **概念和特征** 卫生行政处罚强制执行是指卫生健康行政部门申请人民法院，对不履行卫生行政决定的公民、法人或者非法人组织，依法强制履行义务的行为。具有以下特征：

1. **以当事人不履行法定义务为前提** 卫生行政处罚强制执行是只有当当事人不履行法定义务时，卫生健康行政部门为了使卫生监督活动正常进行，不得已而采取的一种强迫当事人履行义务的手段。如果没有当事人不履行法定义务这一事实存在，卫生行政处罚强制执行就不可能发生。

2. **目的是实现义务的履行** 卫生行政处罚强制执行的目的是实现卫生法律直接规定或由卫生行政行为所确立的义务的履行。即卫生行政处罚强制执行不具有惩罚性，不是给当事人设定新的权利义务关系，而是实现已经确立的权利义务。

3. **在卫生行政处罚强制执行中不得进行执行和解** 执行和解是指在执行过程中，双方当事人在自愿协商、互谅互让的基础上，就生效法律文书确定的权利义务关系达成协议，解决争议，从而结束执行程序的一种制度。卫生行政处罚强制执行是为执行卫生法律文书所确定的权利义务而采取的特别措施。对于负有义务的当事人来说，只有一个选择，即履行其应履行的义务。对于享有卫生行政权力的行政主体来说，行使卫生行政权力既是权利又是义务，必须依法行使，不得放弃或自由处置。所以，与民事强制执行不同，在卫生行政处罚强制执行中原则上不得进行执行和解。

(二) **内容** 卫生健康行政部门申请卫生行政处罚强制执行的内容主要是涉及财产权的强制执行。如《医疗机构管理条例》第五十条规定："当事人对行政处罚决定不服的，可以依照国家法律、法规的规定申请行政复议或者提起行政诉讼。当事人对罚款及没收药品、器械的处罚决定未在法定期限内申请复议或者提起诉讼又不履行的，县级以上人民政府卫生健康行政部门可以申请人民法院强制执行。"

(三) **方式**

1. **加处罚款** 有缴纳金钱义务的当事人到期不缴纳罚款的，每日按罚款数额的3%加处罚款，加处罚款的数额不得超出罚款的数额，卫生健康行政部门在不损害公共利益和他人合法权益的情况下，可以与当事人达成协议，可以约定分阶段履行，当事人采取补救措施的，可以减免加处的罚款。

2. **强行扣缴** 是指当事人不肯履行缴纳金钱的义务，人民法院则可以从当事人的另一笔款项中扣除并代为缴纳。

3. **强行划拨** 是指当事人不履行缴纳金钱的义务，人民法院通知银行从当事人的存款中强行划拨相当数额的资金。强行扣缴和强行划拨无本质上的区别，只是形式上不同。强行划拨，是指在银行账目上的变动，强行扣缴则指扣住货币或取出货币。

(四) 程序 卫生行政处罚强制执行的程序是卫生健康行政部门向人民法院申请,由人民法院实施强制执行的程序。人民法院实施强制执行,也称"非诉行政执行",卫生行政处罚强制执行主要包括以下几个程序。

1. **申请。** 人民法院实施强制执行,是以作出卫生行政处理决定的卫生健康行政部门申请人民法院强制执行为启动条件。应符合以下条件。

(1) 主体:申请人民法院强制执行非诉行政执行案件,必须由卫生健康行政部门向有管辖权的人民法院提出强制执行申请书。

(2) 执行依据:在非诉执行程序中,卫生健康行政部门须向人民法院提供卫生行政决定书及作出决定的事实、理由和依据。

(3) 当事人行为状态的要求:当事人在法定期限内不申请行政复议或者提起行政诉讼,又不履行卫生行政处罚决定。不履行卫生行政处罚决定应当包括没有履行和没有完全履行。

(4) 对时间的要求:第一,当事人不履行义务已超过法定期限;第二,当事人申请行政复议或提起行政诉讼已超过法定期限;第三,卫生健康行政部门向人民法院申请强制执行必须自以上期限届满之日起3个月内提出;第四,催告书送达10日后当事人仍未履行义务的,卫生健康行政部门方可向人民法院申请强制执行。

(5) 对催告程序的要求:卫生健康行政部门申请人民法院强制执行前,应当催告当事人履行义务。催告书送达10日后当事人仍未履行义务的,卫生健康行政部门可以向所在地有管辖权的人民法院申请强制执行;执行对象是不动产的,向不动产所在地有管辖权的人民法院申请强制执行。

2. **受理。** 是指人民法院对卫生健康行政部门的申请进行审查后,对符合申请条件的案件予以立案的行为。人民法院接到卫生健康行政部门强制执行的申请,应当在5日内受理。卫生健康行政部门对人民法院不予受理的裁定有异议的,可以在15日内向上一级人民法院申请复议,上一级人民法院应当自收到复议申请之日起15日内作出是否受理的裁定。

3. **审查。** 是指人民法院受理卫生健康行政部门申请强制执行其具体卫生行政行为的案件后,在法定期限内对申请作形式和内容上的审查。人民法院对卫生健康行政部门强制执行的申请进行书面审查,发现有下列情形之一的,在作出裁定前可以听取被执行人和卫生健康行政部门的意见:①明显缺乏事实根据的;②明显缺乏法律、法规依据的;③其他明显违法并损害被执行人合法权益的。

4. **裁定。** 人民法院应当自受理之日起30日内作出是否执行的裁定。裁定不予执行的,应当说明理由,并在5日内将不予执行的裁定送达卫生健康行政部门。卫生健康行政部门对人民法院不予执行的裁定有异议的,可以自收到裁定之日起15日内向上一级人民法院申请复议,上一级人民法院应当自收到复议申请之日起30日内作出是否执行的裁定。

因情况紧急,为保障公共安全,卫生健康行政部门可以申请人民法院立即执行。经人民法院院长批准,人民法院应当自作出执行裁定之日起5日内执行。

5. **执行。** 关于人民法院对于非诉执行案件的执行程序,《中华人民共和国行政强制法》《中华人民共和国行政诉讼法》都未作特别规定。根据《中华人民共和国行政诉讼法》第一百零一条的规定,适用《中华人民共和国民事诉讼法》的相关规定。

(周万里)

第七节 · 卫生行政强制措施

一、概念

卫生行政强制措施是指卫生健康行政部门在卫生监督过程中,为制止卫生违法行为、防止证据损毁、避免危害发生、控制危险扩大等情形,依法对公民、法人或者非法人组织的财物实施暂时性控制的行为。

二、实施要件

(一) **必须有法律依据** 卫生行政强制措施是由卫生健康行政部门不进行任何预告而突然采取的强制措施,对相对人的财产具有较大的制约作用,可能导致相对人的合法权益的损害。因此,一般说来,实施强制措施必须要有明确的法律根据。

(二) **合法实施卫生行政强制措施** 即要求实施强制措施的主体、内容、程序、形式都严格按照卫生法律规范的规定。主体合法、内容合法、程序法定、形式完备是合法实施卫生行政强制措施的一般要求,但在某些特殊的紧急情况下,来不及严格按照法律规定的程序实施强制措施时,事后应及时补办手续。

(三) **准确适用卫生行政强制措施** 适用卫生行政强制措施的财物、行为,必须准确,证据确凿。如果强制措施的标的不准确、导致不该实施强制措施的财物被强制,造成合法权益损害的,政府相关行政部门应予以行政赔偿。

(四) **合理采取卫生行政强制措施** 合理性原则是行政法的基本原则,卫生行政强制措施作为一种行政行为,必须合理、适当。这就要求卫生健康行政部门实施行政强制措施应当依据法定条件,选择适当的方式,既要达到卫生行政管理的目的,又要最小限度地损害相对人的合法权益。

三、分类

根据卫生行政强制措施的目的,可分为预防性强制措施和制止性强制措施。

(一) **预防性强制措施** 是指在危害事件发生之前采取的强制措施,且措施的直接目的是预防危害事件的发生。其特点是相对人的行为或物品即将对社会或公共利益产生危害,非采取即时强制不足以防止危害结果的发生。

(二) **制止性强制措施** 是在危害事件发生而没有结束之前采取的强制措施,且措施的直接目的是制止危害事件的继续。其特点是相对人危害社会的行为已经开始,非采取即时强制不足以遏制危害结果的继续和发展。

卫生行政强制措施的种类包括查封场所、设施或者财物,扣押财物及其他行政强制措施。

四、程序

行政强制措施的程序有一般程序和特别程序之分。查封、扣押措施都属于特别程序。对于特别程序,要优先适用特别程序规范,其次要符合一般程序规范。

(一) **一般程序** 依据《中华人民共和国行政强制法》的相关规定,卫生健康行政部门实施行政强制措施应当遵守下列规定。

(1) 实施前须向卫生健康行政部门负责人报告并经批准。
(2) 由 2 名以上卫生监督员实施。
(3) 出示执法证件。
(4) 通知相对人到场。
(5) 当场告知相对人采取卫生行政强制措施的理由、依据以及相对人依法享有的权利、救济途径。
(6) 听取相对人的陈述和申辩。
(7) 制作现场笔录。
(8) 现场笔录由相对人和卫生监督员签名或者盖章,相对人拒绝的,在现场笔录中予以注明。
(9) 相对人不到场的,邀请见证人到场,由见证人和卫生监督员在现场笔录上签名或者盖章。
(10) 法律、法规规定的其他程序。

(二) 查封、扣押的实施程序　关于查封和扣押的程序,《中华人民共和国行政强制法》提出了一些特别要求。

1. 查封、扣押的范围·查封、扣押限于涉案的场所、设施或者财物,不得查封、扣押与违法行为无关的场所、设施或者财物;不得查封、扣押公民个人及其所抚养家属的生活必需品。相对人的场所、设施或者财物已被其他国家机关依法查封的,不得重复查封。

2. 查封、扣押决定书·卫生健康行政部门决定实施查封、扣押的,应当履行行政强制措施的一般程序,制作并当场交付查封、扣押决定书和清单。

3. 查封、扣押的期限·查封、扣押的期限不得超过 30 日;情况复杂的,经卫生健康行政部门负责人批准,可以延长,但是延长期限不得超过 30 日。法律、行政法规另有规定的除外。延长查封、扣押的决定应当及时书面告知相对人,并说明理由。

对物品需要进行检测、检验、检疫或者技术鉴定的,查封、扣押的期间不包括检测、检验、检疫或者技术鉴定的期间。检测、检验、检疫或者技术鉴定的期间应当明确,并书面告知相对人。检测、检验、检疫或者技术鉴定的费用由卫生健康行政部门承担。

4. 查封、扣押的保管和费用·查封、扣押行为发生后,被查封、扣押的物品就处于卫生健康行政部门的控制之下,其处分权和使用权受到限制,但所有权并未转移,依然属于相对人。对查封、扣押的场所、设施或者财物,卫生健康行政部门应当妥善保管,不得使用或者损毁;造成损失的,应当承担赔偿责任。对查封的场所、设施或者财物,卫生健康行政部门可以委托第三人保管,第三人不得损毁或者擅自转移、处置。因第三人的原因造成的损失,卫生健康行政部门先行赔付后,有权向第三人追偿。因查封、扣押发生的保管费用由卫生健康行政部门承担,不得向相对人收取保管费。

5. 查封、扣押的解除·有下列情形之一的,卫生健康行政部门应当及时作出解除查封、扣押的决定。
(1) 相对人没有违法行为。
(2) 查封、扣押的场所、设施或者财物与违法行为无关。
(3) 卫生健康行政部门对违法行为已经作出处理决定,不再需要查封、扣押。
(4) 查封、扣押期限已经届满。
(5) 其他不再需要采取查封、扣押措施的情形。

解除查封、扣押应当立即退还财物;已将鲜活物品或者其他不易保管的财物拍卖或者变卖的,退还拍卖或者变卖所得款项。变卖价格明显低于市场价格,相对人造成损失的,应当给予补偿。

(周万里)

第八节 · 卫生监督现场抽检

一、概念

卫生监督员在卫生监督过程中现场对与健康相关产品的卫生质量以及人们生产劳动、工作、生活、娱乐和学习环境中与健康有关的因素进行采样检测,包括现场快速检测和现场采样送实验室检测。

1. 现场快速检测 是指根据卫生监督的工作特点,采用快速检测手段,运用快速检测仪器设备的物理、电化学、生物学检测原理,对作业场所、公共场所、产品卫生质量等存在与健康相关的因素进行现场检测,及时掌握卫生质量状况。

2. 现场采样送实验室检测 是通过现场采样样本后,将样本按照规定要求保存后送实验室开展检测。涵盖了饮水卫生、公共场所、放射卫生、学校卫生、传染病防治、健康相关产品、医疗机构消毒、病原微生物实验室等领域。

二、程序

现场抽检的工作程序包括制订检测方案、检测前准备、现场勘查、检测点的设置、现场采样和检测、数据处理和结果报告等。

(一) 检测方案 明确现场检测对象和工作内容,制订具体检测方案。

(二) 检测前准备 安排人员,准备器具、材料、文书等。

(三) 现场勘查 确定检测点或采样点等。

(四) 现场检测 包括检测点的设置、现场采样和检测等,由有资质的检测人员,根据作业指导书等检测程序,使用符合要求的检测设备及材料,开展现场抽检,并记录原始检测数据。

(五) 数据处理和结果报告 检测人员根据现场检测结果,在原始记录记录检测信息,包括采样及检测时间、地点、环境条件、使用的检测设备、采样示意图、样品详情、计算过程及结果、检测人员姓名、审核人员姓名、记录时间等信息。根据检测报告出具流程,对原始数据进行计算换算等,完成检测报告。

三、要求

检测样品的抽检及现场检测过程直接影响到检测样品的有效性及检测结果的准确性,为保证卫生监督现场抽检抽样、检验检测结果的准确性及可靠性,应严格按照采样规范进行抽检,在"人""机""法""环""料"各环节做好质量控制。

(一) 检测人员要求 应进行培训考核,具备与岗位相适应的技术能力和资格。

(二) 检测仪器设备及标准物质 仪器设备的溯源与期间核查,试剂耗材及标准品的质量满足检测要求。

(三) 检测方法的选择和应用 包括采样条件与环境、采样方法、采样位置等。根据检测目的与要求,确定检测项目、检测方法、采样方法及检测环境条件要求。

(四) 采样抽样及样品管理 卫生监督员在进行卫生监督检查要对健康相关产品进行抽样检查的,应当按照法律、法规的有关规定,科学地、有代表性地、客观地进行抽检。正确采样应遵循的原则包括：①采集的样品具有代表性；②采样方法必须与检测方法相适应；③严格按照国家卫生标准中各类样品的采样操作规程进行操作；④防止和避免待测组受到污染；⑤采样后及时开展现场检测。

（五）数据的记录及分析　原始数据应准确并清晰记录，不得随意篡改。检测结果记录为经计算、换算后，最终留存档案的记录，不得随意篡改。

（祝秀英）

第九节·卫生监督投诉举报处理

《关于卫生监督体系建设的若干规定》(2005年1月5日卫生部令第39号发布)中明确规定，卫生监督机构"负责受理对违法行为的投诉、举报"，投诉举报处理是卫生监督机构的基本职能，加强卫生监督投诉举报案件执法力度、正确处理投诉举报对化解社会矛盾、保障群众健康权益发挥着重要作用。

一、概念

卫生监督投诉举报处理指公民、法人或者非法人组织通过电话、书信、走访和网络等形式向卫生健康行政部门反映有关违法卫生健康法律、法规的行为，卫生健康行政部门根据法律、法规规定的职权范围对投诉举报进行受理、调查处理和答复。

二、分类

根据投诉举报时间性质并综合考虑涉嫌违法行为所造成的社会危害程度和社会影响，将投诉举报案件分为一般投诉举报案件和重要投诉举报案件两类。

（一）一般投诉举报案件　此类案件反映的问题比较简单，社会影响较小，卫生监督员可疑按照一般流程、期限和方式处理。

（二）重要投诉举报案件　此类案件反映的问题比较复杂，影响较大，卫生监督员要根据反映问题的重要性、严重性和缓急程度等采取相应的处理措施，处理结果和答复内容应经相关领导审阅后答复。包括：

(1) 地方党委、政府、人大、政协和卫生健康行政部门批示的投诉举报案件。

(2) 人大代表议案或政协委员提案。

(3) 新闻媒体曝光的投诉举报案件。

(4) 其他重要投诉举报案件。

三、流程

（一）登记、受理　接到投诉举报，应当认真、全面、细致地做好投诉举报记录，并及时录入投诉举报信息系统、载明投诉举报人的基本信息、投诉举报时间、被投诉举报人（单位）的名称和地址，以及涉嫌违反卫生健康法律规范的主要事实。

投诉举报经审核后，属于本单位管辖案件的，应及时受理、编号，提出相应的处理意见确定具体承担部门，并制作受理文书。对上级部门移送但不属于本单位管辖的案件，应当报请上级部门指定管辖;其他行政部门移送的不属于本单位管辖的,应及时退回;如不同部门之间对案件管辖发生争议,应报请共同上级单位指定管辖部门。

（二）调查

1. 调查前准备。承办部门在实施调查前,应根据投诉举报人反映的信息或诉求,通过信息系统查询,全面了解被举报人(单位)的许可情况、历年监管情况、行政处罚情况,综合分析案情,制订全面、完整、有针对性的调查方案。实名举报投诉的,事先与投诉举报人进行沟通,做好电话录音和记录。

2. 调查取证。围绕投诉举报人反映的线索或诉求开展调查,务求全面完整。常用的调查包括:现场检查、涉案人员询问、现场快速检测或抽检、必要时可与其他部门开展联合检查或协查等。

3. 调查总结。完成案件调查后应及时形成调查报告。调查报告应包括诉求、调查结果和处理意见三大要素。处理过程中,应做好保密工作。

4. 调查时限。参照《信访工作条例》,一般投诉举报案件应在 20 个工作日内完成投诉举报的调查、调查报告的制作和上报工作。

上级单位对调查时限有举报要求的,遵照上级单位的要求执行。

案情复杂的投诉举报案件,承办部门应书面说明情况,经审核批注后可适当延长调查处理时限,但一般不超过 20 个工作日,特殊情况除外。

（三）处理

(1) 符合立案条件的,应当按照卫生行政处罚有关规定,做好立案查处工作。

(2) 对于卫生法律规范暂无明确规定的,但调查表明投诉举报内容属实且被举报人(单位)存在明显失当的,应当采取以不良执业记分、发放卫生监督意见书、诫勉谈话等方式,做到有处理、有记录、有作为,避免因矛盾激化而影响卫生监督机构执法公信力。

(3) 对属于其他部门职责范围的投诉举报,应及时移送相关部门。

(4) 对涉嫌构成犯罪的,应及时移送司法机关依法追究当事人刑事责任。

（四）答复

(1) 应明确针对投诉举报人诉求答复调查处置情况和结果,不得使用含糊、模棱两可甚至回避的表述。

(2) 对不属于卫生监督机构管辖范围的投诉举报事项应告知投诉举报人已经移交相关管辖部门。

(3) 如电话答复投诉举报人,应当答复内容录音,制作电话记录单。

(4) 投诉举报人要求书面答复的,应当予以书面答复;使用双挂号等要求收件人签收的邮寄方式寄发答复信。

(5) 因卫生行政处罚案件复杂或其他特殊原因,不能按时答复投诉举报人完成处置情况和结果的,应在时限内先期答复,告知投诉举报人目前卫生行政处罚案件调查情况,待调查处理终结后给予完整答复。

（曹　波）

第十节·卫生监督法律救济

卫生监督法律救济也称卫生法律救济,是指公民、法人或者非法人组织认为卫生健康行政部门的卫生监督行为侵犯自己的合法权益、造成损害,请求有关国家机关给予补救的法律制度的总称。

卫生监督法律救济的途径指的是当相对人或第三人认为自己的合法权益受到卫生监督行为侵犯时,通过何种路径和方式实现权利的救济。我国现有的卫生监督法律救济途径主要是卫生行政复议、卫生行政诉讼和卫生行政赔偿。

一、行政复议

（一）定义　卫生行政复议是指作为相对人一方的公民、法人或者非法人组织认为卫生健康行政部门的卫生监督行为侵犯其合法权益,依法向作出该卫生监督行为的卫生健康行政部门所在地同级人民政府提出申请,由受理申请的政府机关对引起争议的卫生监督行为进行合法性和适当性全面审查,并作出复议决定的法律制度。

（二）受理范围　结合卫生监督执法实际,卫生监督行政复议的受案范围主要包括:对卫生健康行政部门作出的各种行政处罚决定不服的;对卫生健康行政部门作出的有关行政强制措施决定不服的;对卫生健康行政部门作出的有关许可证、资质证、资格证等证书变更、中止、撤销的决定不服的;认为卫生健康行政部门侵犯其合法的经营自主权的;认为符合法定条件,申请卫生健康行政部门颁发许可证、资质证、资格证等证书,或者申请卫生健康行政部门审批、登记有关事项,卫生健康行政部门没有依法办理的等。

此外,相对人认为卫生健康行政部门的卫生监督行为所依据的规定不合法,在对卫生监督行为申请行政复议时,可以一并向卫生监督行政复议机关提出对该规定的审查申请。

（三）管辖　卫生监督行政复议机关是依法承担并履行卫生监督行政复议职责的人民政府。各级人民政府负责法制工作的机构是行政复议机构,行政复议机构具体办理行政复议事项。

卫生监督行政复议的管辖是指卫生监督复议机关受理卫生行政复议案件的分工和权限。

(1) 对县级以上卫生健康行政部门的卫生监督行为不服的,相对人应当向该卫生健康行政部门的本级人民政府申请行政复议。

(2) 对国务院卫生健康行政部门的具体行政行为不服的,向作出该具体行政行为的国务院卫生健康行政部门申请行政复议。

(3) 对卫生健康行政部门依法设立的派出机构依照卫生法律、法规或者规章规定,以自己的名义作出的卫生监督行为不服的,向设立该派出机构的卫生健康行政部门的本级人民政府申请行政复议。

(4) 对两个以上卫生健康行政部门或者卫生健康行政部门与其他行政部门以共同的名义作出的具体行政行为不服的,向其共同上一级地方人民政府申请行政复议。

(5) 对被撤销的卫生健康行政部门在撤销前所作出的卫生监督行为不服的,向继续行使其职权的卫生健康行政部门的同级人民政府申请行政复议。

（四）程序

1. 申请

(1) 申请人与被申请人:卫生监督行政复议申请人是认为卫生健康行政部门的卫生监督行为侵犯其合法权益的公民、法人或者非法人组织。申请人是公民的,应当具有权利能力和行为能力;申请人是法人或者非法人组织的,由其法定代表人或者负责人申请行政复议。

行政复议被申请人是指作出了引起相对人不服的卫生监督行为的卫生健康行政部门,即卫生健康行政机关或法律、法规授权的组织。

与申请行政复议的卫生监督行为有利害关系的其他公民、法人或者非法人组织,可以作为第三人参加行政复议。

(2) 申请期限：申请人认为卫生健康行政部门的卫生监督行为侵犯其合法权益的，可以自知道该卫生监督行为之日起60日内提出行政复议申请。因不可抗力或者其他正当理由耽误法定申请期限的，申请期限自障碍消除之日起继续计算。

(3) 申请方式：申请人申请行政复议，可以书面申请，也可以口头申请。书面申请行政复议的，应当在行政复议申请书中载明下列事项：申请人的基本情况，被申请人的名称，行政复议请求、申请行政复议的主要事实和理由，申请人的签字或者盖章，申请行政复议的日期。申请人口头申请的，行政复议机构应当按规定事项，当场制作行政复议申请笔录交申请人核对或者向申请人宣读，并由申请人签字确认。

相对人向人民法院提起行政诉讼，人民法院已经依法受理的，不得申请行政复议。

2. 受理

(1) 受理条件：卫生监督行政复议机关收到行政复议申请后，应当在5日内进行审查，对不符合法律规定的行政复议申请，决定不予受理，并书面告知申请人。对符合法律规定的行政复议申请，自行政复议机关负责法制工作的机构收到之日起即为受理。受理条件为：申请人、被申请人适格；有具体的行政复议请求和理由；在法定申请期限内提出；属于行政复议法规定的行政复议范围；属于本行政复议机构的管辖范围；其他行政复议机关尚未受理同一行政复议申请，人民法院尚未受理同一主体就同一事实提起的行政诉讼。

(2) 受理的法律效果：卫生行政复议期间卫生监督行为不停止执行。即在复议机关对被申请行为作出否定性的复议决定之前，所要复议的卫生监督行为仍然有效，对申请复议的相对人具有约束力，申请人必须认真执行。但是，有下列情形之一的，可以停止执行：被申请人认为需要停止执行的；行政复议机关认为需要停止执行的；申请人申请停止执行，行政复议机关认为其要求合理，决定停止执行的；法律规定停止执行的。

3. 审查

(1) 审查方式：卫生监督行政复议采取书面审查与其他方式相结合。原则上采取书面审查的方式，但是申请人提出要求或者行政复议机关认为有必要时，可以采取向有关组织和人员调查情况，听取申请人、被申请人和第三人意见的方式审理复议案件。在行政复议过程中，被申请人不得自行向申请人和其他有关组织或者个人收集证据。

(2) 审查内容：作为行政系统内的内部纠错机制，复议机关的复议审查是全面审查。复议机关以法律、法规、规章以及上级行政机关制定和发布的具有普遍约束力的决定、命令为审查依据，既对卫生监督行为的合法性进行审查，也审查卫生监督行为的适当性；既审查卫生健康行政部门作出卫生监督行为的事实根据，也审查作出卫生监督行为所依据的规范性文件。

4. 决定

(1) 复议期限：卫生监督行政复议机关应当自受理申请之日起60日内作出行政复议决定；但是法律规定的行政复议期限少于60日的除外。情况复杂，不能在规定期限内作出行政复议决定的，经行政复议机关的负责人批准，可以适当延长，并告知申请人和被申请人；但是延长期限最多不超过30日。

(2) 复议决定：卫生监督行政复议机关经审查，应当按照不同情况依法作出行政复议决定，并制作行政复议决定书。

1) 维持决定：卫生监督行为认定事实清楚，证据确凿，适用依据正确，程序合法，内容适当的，决定维持。

2) 履行决定：被申请人不履行法定职责的，决定其在一定期限内履行。

3) 撤销、变更或者确认违法决定：卫生监督行为有下列情形之一的，决定撤销、变更或者确认该卫生监督行为违法；决定撤销或者确认该卫生监督行为违法的，可以责令被申请人在一定期限内重新作出卫生监督行为：主要事实不清，证据不足的；适用依据错误的；违反法定程序的；超越或者滥用职权的；卫生监督行为明显不当的。行政复议机关责令被申请人重新作出卫生监督行为的，被申请人不得以同一事实和理由作出与原卫生监督行为相同或者基本相同的卫生监督行为。

（3）复议决定的执行：卫生监督行政复议决定书一经送达，即具有法律效力。被申请人不履行或者无正当理由拖延履行行政复议决定的，行政复议机关或者有关上级卫生健康行政机关应当责令其限期履行。申请人逾期不起诉又不履行行政复议决定的，或者不履行最终裁决的行政复议决定的，按照下列规定分别处理：维持卫生监督行为的行政复议决定，由作出卫生监督行为的行政机关申请人民法院强制执行；变更卫生监督行为的行政复议决定，由行政复议机关依法强制执行，或者申请人民法院强制执行。

二、行政诉讼

（一）**概念**　卫生监督行政诉讼是指公民、法人或者非法人组织认为卫生健康行政部门的卫生监督行为侵犯其合法权益，依法向人民法院提起诉讼，由人民法院进行审理并对行政争议作出裁判的法律制度。

（二）**特征**　卫生监督行政诉讼是通过审判方式解决公民、法人或者非法人组织与卫生健康行政部门之间因卫生监督行为而产生的行政争议的一项法律制度和司法活动。卫生监督行政诉讼具有以下特征。

（1）原告是与卫生监督行政行为有利害关系的公民、法人或者非法人组织。卫生监督行政诉讼是公民、法人或者非法人组织不服卫生健康行政部门作出的卫生监督行为，向人民法院提起的诉讼。

（2）被告只能是卫生健康行政部门。因为卫生健康行政部门一般都有实施卫生健康行政管理包括监督执法的权力，因此它们无需为实施权利而当原告，只能作为行政诉讼的被告。作为被告的卫生健康行政部门，既可能是直接作出卫生监督行为的卫生健康行政部门；也可能是作为委托卫生健康行政部门对受委托的组织作出的卫生监督行为承担责任，以委托机关身份作为被告。

（3）诉讼的客体，必须是法律规定可以向人民法院起诉的卫生监督行为。

（4）必须在法定的期限内向人民法院起诉，并由人民法院依法受理、审理、作出裁决。

（三）**基本原则**　卫生监督行政诉讼是运用国家行政诉讼制度解决卫生监督行政争议的活动，行政诉讼的基本原则在卫生监督行政诉讼中同样适用，主要有以下几项。

1. 被告负举证责任　举证责任是指承担责任的一方当事人必须对自己的主张举出证据、证明其确定存在，否则就要承担败诉后果。在卫生监督行政诉讼中，要求作为被告的卫生健康行政部门应当向人民法院提供作出该卫生监督行为的事实根据和法律依据，即提供能证明事实存在的证据材料和所依据的法律法规或者规范性文件。如果卫生健康行政部门在行政诉讼中不提供证据或者无正当理由逾期提供证据，视为被诉卫生监督行为没有相应的证据，将承担败诉的后果。需要注意的是，在诉讼过程中，被告及其诉讼代理人不得自行向原告、第三人和证人收集证据；被告在作出行政行为时已经收集了证据，但因不可抗力等正当事由不能提供的，经人民法院准许，可以延期提供；原告或者第三人提出了其在行政处理程序中没有提出的理由或者证据的，经人民法院准许，被告可以补充证据。

2. 合法性审查　人民法院在审理卫生监督行政诉讼案件时，对卫生健康行政部门的监督执法行为是否合法进行审查。即原则上只审查具体行政行为而不审查抽象行政行为;只审查卫生监督行为的合法性,而不审查其合理性。一般情况下,人民法院也不能直接变更卫生监督行为的内容。只有在卫生行政处罚明显不当,或者其他行政行为涉及对款额的确定、认定确有错误的,人民法院才可以判决变更。

3. 不停止执行·在卫生监督行政诉讼期间,卫生健康行政部门作出的具有执行性质的监督决定并不因为原告的提起诉讼和人民法院的审理而停止执行。但被告认为需要停止执行的,原告或者利害关系人申请停止执行并经人民法院裁定停止执行的,法律、法规规定停止执行的,应当停止执行。

4. 不使用调解·人民法院在审理卫生监督行政诉讼案件时,不能适用调解的审理方式和结案方式,只能以事实和法律为根据来审查和确认卫生健康行政部门所作出的卫生监督行为是否合法,在查明事实、分清是非的基础上依法作出判决或裁定。但在涉及行政赔偿的问题上,可以通过调解解决,以及在涉及行政强制执行的问题上,卫生健康行政部门在不损害公共利益和他人合法权益的情况下,可以当事人达成协议,可以约定分阶段履行,当事人采取补救措施的,可以减免加处的罚款。

(四) 管辖及受案范围

1. 管辖·卫生监督行政诉讼管辖是指各级人民法院和同级人民法院在受理卫生监督行政诉讼案件上的权限和分工。卫生监督行政诉讼管辖分为级别管辖、地域管辖等。

(1) 级别管辖:级别管辖是各级人民法院之间受理一审行政诉讼案件的职权和分工。根据《中华人民共和国行政诉讼法》的管辖规定,基层人民法院管辖第一审卫生监督行政案件;中级人民法院管辖本辖区内重大、复杂的第一审卫生行政处罚案件,以及对国务院卫生健康行政部门所作的具体行政行为提起诉讼的第一审卫生行政处罚案件;高级人民法院管辖本辖区内重大、复杂的第一审卫生行政处罚案件;最高人民法院管辖全国范围内重大、复杂的第一审卫生行政处罚案件。

(2) 地域管辖:地域管辖是确定不同地区的法院管辖卫生监督行政诉讼案件的权限和分工。卫生行政处罚案件由最初作出卫生监督行为的卫生健康行政部门所在地人民法院管辖;经行政复议的案件,也可以由复议机关所在地人民法院管辖。两个以上法院都有管辖权的案件,原告可以选择其中一个人民法院提起诉讼;原告向两个以上有管辖权的人民法院提起诉讼的,由最先立案的人民法院管辖。

(3) 指定管辖和移送管辖:有管辖权的人民法院由于特殊原因不能行使管辖权的,由上级人民法院指定管辖。人民法院对管辖权发生争议,由争议双方协商解决。协商不成的,报它们的共同上级人民法院指定管辖。

当人民法院发现受理的案件不属于自己管辖时,应将其移送给有管辖权的人民法院处理。

2. 受案范围·行政诉讼的受案范围是指人民法院受理行政争议案件的权限范围,也就是确定人民法院与其他有权解决行政争议案件的国家机关在处理行政争议上的权限和分工。从相对人的角度,就是哪些行政案件相对人有权向人民法院提起行政诉讼。根据《中华人民共和国行政诉讼法》,针对卫生监督行政诉讼,可以提起卫生行政诉讼的案件范围包括以下几类。

(1) 不服卫生行政处罚的:相对人对卫生健康行政部门作出的暂扣许可证件、降低资质等级、吊销许可证件、限制开展生产经营活动、责令停产停业、责令关闭、限制从业、没收违法所得、没收非法财物、罚款、警告、通报批评等卫生行政处罚不服的,均可依法向人民法院提起诉讼。

(2) 不服卫生行政强制措施的:相对人对卫生行政机关或者法律、行政法规授权的组织在法定授权范围内作出的对财产封存、扣押等行政强制措施和加处罚款等行政强制执行不服的,可以依法提起卫生行政诉讼。

(3) 对涉及卫生行政许可的处理不服的:包括相对人认为符合法定条件申请卫生许可,卫生健康行政部门不予受理或者在法定期限内不予答复,或者作出不予批准决定而不书面说明理由的,以及对卫生健康行政部门作出的有关许可证、资质证、资格证等证书的变更、中止、撤销的决定不服的。

(4) 认为卫生健康行政部门不履行法定职责以及违法要求履行义务的等。

(五) 程序

1. 起诉和受理

(1) 起诉和受理的概念:起诉是指公民、法人或者非法人组织认为卫生健康行政部门的卫生监督行为侵犯其合法权益,向人民法院递交起诉状、提起诉讼,请求人民法院进行合法性审查的诉讼行为。受理是指人民法院对公民、法人或者非法人组织提出的卫生监督行政诉讼请求进行初步审查,决定是否登记立案的活动。

(2) 起诉的条件:提起诉讼应当符合以下条件。原告必须是卫生监督行为的管理相对人,或者其他与卫生监督行为有利害关系的人;要有明确的被告,即某一具体的卫生行政机关或法律、法规、规章授权的组织;要有具体的诉讼请求和相应的事实根据;诉讼请求属于人民法院受案范围和受诉人民法院管辖。

(3) 起诉的期限:起诉应当在法定期限内提出。对属于人民法院受案范围的卫生监督行政案件,管理相对人可以先向行政机关申请复议,对复议决定不服的,再向人民法院提起诉讼;也可以直接向人民法院提起诉讼。相对人直接向人民法院提起诉讼的,应当自知道或者应当知道作出卫生监督行为之日起6个月内提出,法律另有规定的除外。相对人先向行政机关申请复议,对复议决定不服再向人民法院起诉的,可以在收到复议决定书之日起15日内向人民法院提起诉讼;复议机关逾期不作决定的,申请人可以在复议期满之日起15日内向人民法院提起诉讼,法律另有规定的除外。

(4) 受理:人民法院在接到起诉状时对符合法律规定的起诉条件的,应当登记立案。

2. 审理和判决 · 人民法院审理行政诉讼案件,严格按照《行政诉讼法》规定的条件和程序进行。我国的诉讼制度实行两审终审制,当事人不服一审人民法院裁判的,可以上诉;第二审人民法院的裁判是终审裁判。当事人对已经发生法律效力的判决、裁定,认为确有错误的,可以向上一级人民法院申请再审,但判决、裁定不停止执行。

人民法院经过审理,对于卫生监督行政诉讼案件可以分别作出如下判决。

(1) 判决驳回原告的诉讼请求:卫生监督行为证据确凿,适用法律、法规正确,符合法定程序的,或者原告申请被告履行法定职责理由不成立的,人民法院判决驳回原告的诉讼请求。

(2) 判决撤销或部分撤销卫生监督行为:根据《中华人民共和国行政诉讼法》,卫生监督行为有下列情形之一的,人民法院判决撤销或者部分撤销,并可以判决被告重新作出卫生监督行为:主要证据不足的;适用法律、法规错误的;违反法定程序的;超越职权的;滥用职权的;明显不当的。人民法院判决被告重新作出卫生监督行为的,被告不得以同一的事实和理由作出与原行政行为基本相同的卫生监督行为。

(3) 判决被告在一定期限内履行:人民法院经过审理,查明被告不履行法定职责的,判决被告(卫生健康行政部门)在一定期限内履行。

(4) 判决确认卫生监督行为违法:分为不撤销行政行为和不需要撤销或者判决履行的两种情况。

1) 卫生监督行为有下列情形之一的,人民法院判决确认违法,但不撤销行政行为:卫生监督行为依法应当撤销,但撤销会给国家利益、社会公共利益造成重大损害的;卫生监督行为程序轻微违法,但对原告权利不产生实际影响的。

2) 卫生监督行为有下列情形之一,不需要撤销或者判决履行的,人民法院判决确认违法:卫生监督行为违法,但不具有可撤销内容的;被告改变原违法卫生监督行为,原告仍要求确认原卫生监督行为违法的;被告不履行或者拖延履行法定职责,判决履行没有意义的。

(5) 判决变更:卫生行政处罚明显不当,或者其他卫生监督行为涉及对款额的确定、认定确有错误的,人民法院可以判决变更。

3. 执行 卫生监督行政诉讼当事人必须履行人民法院发生法律效力的判决、裁定、调解书。当事人拒不履行已经发生法律效力的人民法院的判决、裁定、调解书和卫生行政机关的行政处理决定所确定的义务时,人民法院或者卫生健康行政部门根据已经生效的法律文书,按照法定程序迫使当事人履行义务,以保证法律文书内容的实现。人民法院对卫生监督行政案件的执行主要有以下两种情况。

(1) 对管理相对人的执行:人民法院的裁判生效后,相对人拒绝履行判决、裁定、调解书的,卫生健康行政部门或者第三人可以向第一审人民法院申请强制执行。

(2) 对卫生健康行政部门拒绝履行判决、裁定、调解书的执行:第一审人民法院可以采取的措施包括:对应当归还的罚款或者应当给付的款额,通知银行从该卫生健康行政部门的账户内划拨;在规定期限内不履行的,从期满之日起,对该卫生健康行政部门负责人按日处 50~100 元的罚款;将卫生健康行政部门拒绝履行的情况予以公告;向监察机关或者该卫生健康行政部门的上一级(或所属)行政机关提出司法建议。接受司法建议的机关,根据有关规定进行处理,并将处理情况告知人民法院;拒不履行判决、裁定、调解书,社会影响恶劣的,可以对该卫生健康行政部门直接负责的主管人员和其他直接责任人员予以拘留;情节严重,构成犯罪的,依法追究刑事责任。

(3) 关于执行和解:《最高人民法院关于人民法院执行工作若干问题的规定(试行)》(法释〔1998〕15 号)第 86 条规定在执行中"双方当事人可以自愿达成和解协议,变更生效法律文书确定的履行义务主体、标的物及其数额、履行期限和履行方式"。故而,在实践中,人民法院在强制执行阶段可能会组织行政机关和相对人进行执行和解。但是,由于行政行为系公权力的行使,非经法定程序不能改变。所以,行政机关在具体案件中是否应当接受和解,是值得进一步探讨的问题。

三、行政赔偿

(一) 概念 卫生监督行政赔偿是指卫生健康行政部门及其卫生监督员在行使卫生监督行政职权过程中所实施的卫生监督行为侵犯管理相对人或者第三人的合法权益并造成损害,由卫生健康行政部门依法承担赔偿责任的法律制度。

卫生监督行政赔偿是国家赔偿制度的重要组成部分,是国家赔偿制度在卫生行政领域的具体应用。

(二) 特征

1. 卫生监督行政赔偿是因卫生监督行政执法活动而产生的赔偿 它是卫生健康行政部门及其卫生监督员在履行卫生监督职责过程中作出的卫生监督行为违法,侵犯管理相对人或者第三人的合法权益并造成损害而发生的赔偿。

2. 卫生健康行政部门是卫生监督行政侵权损害责任的承担者 无论是卫生健康行政部门造成的损害,还是卫生监督员造成的损害,一律由卫生健康行政部门承担赔偿责任。

3. 卫生健康行政部门对于因故意或重大过失给相对人一方造成侵权损害的卫生监督员有追偿权 卫生健康行政部门赔偿损失后,应当责令有故意或重大过失的卫生监督员承担部分或者全部赔偿费用。

4. 卫生监督行政赔偿的形式主要是经济赔偿 赔偿以支付赔偿金为主要方式,但相对人一方也可以同时或单独请求作出处理决定的卫生健康行政部门承认错误、赔礼道歉、恢复名誉、消除影响、返还权益等其他赔偿形式承担责任。

5. 卫生监督行政赔偿可以适用调解。行政赔偿是对相对人受损的合法权益的弥补,根据《中华人民共和国行政诉讼法》,卫生监督行政赔偿可以适用调解。

(三) 构成要件

1. 侵权主体是卫生健康行政部门及其卫生监督员。即作出侵权卫生监督行为的必须是行使国家卫生监督管理职权的卫生健康行政部门和法律、法规授权的组织,以及受委托行使卫生监督职权的组织及其卫生监督员。

2. 卫生健康行政部门的卫生监督行为违法。只有卫生健康行政部门及其卫生监督员违法行使职权的行为,才能产生卫生监督行政赔偿问题。卫生监督行为的违法,既包括实体上的违法,也包括程序上的违法;既包括内容上的违法,也包括形式上的违法;既包括作为的违法,也包括不作为的违法。

3. 有损害事实存在。违法行使职权的行为对相对人造成的损害必须是客观存在的,损害事实的存在是实施赔偿的前提。

4. 违法行使职权的侵权行为与损害结果之间有因果关系。相对人的损害结果必须是由卫生健康行政部门及其卫生监督员违法行使职权的行为造成,两者有因果关系。没有因果关系,卫生健康行政部门对相对人的损害结果不承担赔偿责任。

5. 卫生行政赔偿的范围是由法律明确规定的。只有法律明确规定应当承担侵权赔偿责任的行为,卫生健康行政部门才对因实施该类侵权行为给相对人一方合法权益造成的损害承担赔偿责任。法律没有规定或法律予以排除的,卫生行政监督主体不承担赔偿责任。

(四) 赔偿请求人和赔偿义务机关

1. 赔偿请求人。卫生监督行政赔偿请求人是指以自己的名义,就自身合法权益受到卫生健康行政部门及其卫生监督员的不法侵犯造成损害而依法请求国家予以赔偿的公民、法人或者非法人组织。赔偿请求人具体有以下几种:①受害的公民、法人或者非法人组织;②受害的公民死亡,其继承人和其他有抚养关系的亲属有权要求赔偿;③受害的法人或者非法人组织分立、合并、终止的,承受其权利的法人或者非法人组织有权要求赔偿。

2. 赔偿义务机关。卫生监督行政赔偿义务机关是指作出侵权卫生监督行为并造成合法权益损害的卫生健康行政部门。赔偿义务机关有以下几种:①作出造成相对人一方合法权益损害的违法卫生监督行为的卫生健康行政部门或卫生法律、法规、规章授权的组织;②两个以上行政机关共同行使行政职权时侵犯管理相对人一方的合法权益造成损害的,共同行使行政职权的行政机关为共同赔偿义务机关;③受卫生健康行政部门委托的组织或者个人在行使受委托的卫生监督权力时侵犯相对人一方合法权益造成损害的,委托的卫生健康行政部门为赔偿义务机关;④经复议机关复议的,最初造成侵权行为的卫生健康行政部门为赔偿义务机关,但复议机关的复议决定加重损害的,复议机关对加重的部分履行赔偿义务;⑤赔偿义务机关被撤销的,继续行使其职权的行政机关为赔偿义务机关;没有继续行使其职权的行政机关的,撤销该赔偿义务机关的行政机关为赔偿义务机关。

(五) 赔偿范围 《中华人民共和国国家赔偿法》规定的行政赔偿范围包括侵犯人身自由权的赔偿和侵犯财产权的行政赔偿。卫生监督行政赔偿涉及的是侵犯财产权的赔偿,即卫生健康行政部门及其卫生监督员在行使卫生监督职权时的下列行为对相对人一方财产权造成损害的,属于卫生监督行政赔偿的范围,受害人有取得赔偿的权利:违法实施行政处罚;违法采取行政强制措施;违反国家规定征收财物、摊派费用;不履行法定职责行为;在履行卫生监督职责过程中作出的不产生法律效果,但事实上损害公民、法人或非法人组织财产权等合法权益的行为。

卫生健康行政部门对属于下列情形之一的，国家不承担赔偿责任：卫生监督员实施的与行使职权无关的个人行为；因相对人自己的行为致使损害发生或加重的；法律规定的其他情形。

（六）程序和时效

1. 卫生监督行政赔偿程序·根据《中华人民共和国行政诉讼法》和《中华人民共和国国家赔偿法》的相关规定，卫生监督行政赔偿主要有两种途径和程序。

（1）单独请求行政赔偿程序：赔偿请求人单就卫生监督行为造成的损害要求行政赔偿的，应当先向赔偿义务机关提出。赔偿义务机关应当自收到申请之日起2个月内，作出是否赔偿的决定。赔偿义务机关逾期未作出决定，或者赔偿请求人对赔偿的方式、项目、数额有异议的，或者赔偿义务机关作出不予赔偿决定的，赔偿请求人可以分别自期限届满之日起3个月内，或者自赔偿义务机关作出赔偿或者不予赔偿决定之日起3个月内，向人民法院提起诉讼。

（2）附带请求行政赔偿程序：即赔偿请求人在对卫生监督行政行为提起行政复议、行政诉讼时，一并提出赔偿请求或诉求。

2. 申请赔偿的时效·赔偿请求人请求卫生监督行政赔偿的时效为2年，自卫生健康行政部门及其卫生监督员行使职权时的行为被依法确认为违法之日起计算。赔偿请求人在赔偿请求时效的最后6个月内，因不可抗力或者其他障碍不能行使请求权的，时效中止。从中止时效的原因消除之日起，赔偿请求时效期间继续计算。

（七）赔偿方式和计算标准

1. 赔偿方式·卫生监督行政赔偿以支付赔偿金为主要方式。对能够返还财产或恢复原状的，予以返还财产或者恢复原状。造成受害人名誉、荣誉损害的，应当在卫生监督侵权行为影响的范围内为受害人消除影响、恢复名誉、赔礼道歉。

2. 计算标准·《中华人民共和国国家赔偿法》分别对侵犯公民人身自由、侵犯公民生命健康权和侵犯财产权几种不同的损害规定了具体的赔偿计算标准。卫生监督行政赔偿涉及的是侵犯财产权的国家赔偿，具体的赔偿方式和计算标准主要包括以下几种：①被处罚款、没收财产的，返还财物；②查封、扣押财产的，解除对财产的查封、扣押，造成财产损坏或者灭失的，依照规定给付相应的赔偿金；③吊销许可证和执照、责令停产停业的，赔偿停产停业期间必要的经常性费用开支；④返还执行的罚款或者没收的金钱，应当支付银行同期存款利息；⑤对财产权造成其他损害的，按照直接损失给予赔偿。

3. 经费来源·行政赔偿的费用列入各级财政预算。卫生健康行政部门赔偿损失后，应当责令有故意或者重大过失的工作人员或者受委托的组织和个人承担部分或全部赔偿费用。对有故意或者重大过失的责任人员，卫生健康行政部门应当依法给予处分；构成犯罪的，应当依法追究刑事责任。

（周万里）

第二章

公共卫生监督

公共卫生监督包括公共场所卫生监督、生活饮用水卫生监督、职业卫生监督、放射卫生监督、学校卫生监督、托幼机构卫生监督以及传染病防治卫生监督等。本章主要围绕各卫生监督的概念、要点释义、法律法规体系、现场监督要点、常见行政处罚案由办案指引、现场仪器设备操作及采样要求和常见投诉举报等内容进行介绍,便于新卫生监督员快速掌握相应知识,对开展现场监督、实施行政处罚和投诉举报处置等措施起到一定的指导作用。

第一节·公共场所卫生监督

一、概念

公共场所卫生监督,是指卫生健康行政部门及其委托的卫生健康监督机构依据公共场所卫生法律、法规、规章的规定,对辖区内公共场所执行卫生法律规范的情况进行监督检查,并对其行为作出处理的卫生行政执法活动。其目的是督促公共场所经营者创造良好的公共卫生环境,消除或者减轻影响人体健康的危险因素,预防和控制疾病,达到保障公众健康的目的。公共场所卫生监督主要包括卫生管理组织及制度的监督、从业人员的卫生监督、卫生专间的监督、公共用品用具清洗消毒的监督及集中空调通风系统的卫生监督。

二、要点释义

1. **公共场所**·是指供公众从事学习、社交、娱乐、医疗、休息和旅游等各种社会生活使用的一切有围护结构的公用建筑物、场所及其设施的总称。
2. **公共用品用具**·是指公共场所经营者提供给顾客重复使用的床单、枕套、被套、毛巾、浴巾、浴衣、杯具、洁具、拖鞋、美容美发工具、修脚工具以及其他重复使用且与皮肤、黏膜等接触的物品。
3. **卫生专间**·是指公共场所经营者为履行公共场所的卫生管理,实现基本卫生要求而设置的公共用具清洗消毒间、清洁物品储藏间、公共用品洗涤房间、染烫发间、卫生间等服务用房。

三、法律法规体系

1. **卫生法律**·《中华人民共和国传染病防治法》。
2. **卫生行政法规**·《公共场所卫生管理条例》《艾滋病防治条例》《突发公共卫生事件应急条例》。
3. **卫生行政规章**·《公共场所卫生管理条例实施细则》。

4. **卫生规范性文件**。《游泳场所卫生规范(卫监督发〔2007〕205号)》《住宿业卫生规范(卫监督发〔2007〕221号附件1)》《沐浴场所卫生规范(卫监督发〔2007〕221号附件2)》《美容美发场所卫生规范(卫监督发〔2007〕221号附件3)》《卫生部关于推行公共场所卫生监督量化分级管理制度的通知(卫监督发〔2009〕5号)》《国务院关于整合调整餐饮服务场所的公共场所卫生许可证和食品经营许可证的决定(国发〔2016〕12号)》《卫生部法监司关于按摩减肥场所不应列入公共场所卫生监督管理范围的答复(2000年9月28日)》《卫生部关于暂不宜将健身场所列入卫生许可范围的批复(卫政法发〔2004〕231号)》《卫生部关于暂不宜将保健按摩、网吧等场所列入卫生许可范围的批复(卫政法发〔2004〕268号)》等。

5. **卫生标准**。《公共场所卫生管理规范(GB 37487—2019)》《公共场所卫生指标及限值要求(GB 37488—2019)》《公共场所设计卫生规范(GB 37489—2019)》《公共场所卫生检验方法(GB/T 18204)》《公共场所集中空调通风系统卫生规范(WS 394—2012)》等。

四、现场监督要点

见表2-1。

表2-1 公共场所现场监督要点

执法依据	《中华人民共和国传染病防治法》第五十三条第(六)项		县级以上人民政府卫生行政部门对传染病防治工作履行下列监督检查职责:(六)对公共场所和有关单位的卫生条件和传染病预防、控制措施进行监督检查
	《公共场所卫生管理条例》第十条第一款		各级卫生防疫机构,负责管辖范围内的公共场所卫生监督工作
	《公共场所卫生管理条例实施细则》第三条第二款		县级以上地方各级人民政府卫生计生行政部门负责本行政区域的公共场所卫生监督管理工作
检查要点	检查前准备	基础信息	包括一户一档信息、既往监管信息、行政处罚信息、投诉举报查处信息等
		文书资料	现场笔录、询问笔录、监督意见书、责令改正通知书、非产品样品采样单、原始记录、谈话通知书、委托书、先行保存登记决定书、证据先行保存登记决定书、证据先行保存登记处理决定书、送达地址确认书等
		仪器设备	温湿度计、二氧化碳、一氧化碳、可吸入性颗粒物(PM_{10})等室内空气质量现场检测仪器;浑浊度、余氯等游泳池水、沐浴用水现场检测仪器;生理盐水、灭菌试管、灭菌棉拭子、酒精灯、剪刀等公共用品用具微生物采样工具(根据检查目的选择)
		取证工具	执法记录仪、照相机、录音笔等
	检查内容及要求	规范执法	两名监督员,规范着装,佩戴执法记录仪,出示监督证,说明来意,告知权益
		经营状况	公共场所是否在营业(可通过工作人员、顾客、收费记录等判断)
		主体资质	通过营业执照登记内容进行确认经营主体为自然人或法人组织
		证件管理	(1)是否在醒目位置公示有效的《公共场所卫生许可证》 (2)经营地址、经营项目与许可范围是否一致 (3)是否在醒目位置公示卫生信誉度等级(实施卫生监督量化分级管理的住宿业、游泳场所、沐浴场所、美容美发场所)

（续表）

		卫生检测	（1）是否对室内空气、微小气候、水质、采光、照明、噪声、公共用品用具和集中空调通风系统等进行卫生检测，每年不少于一次 （2）是否在醒目位置如实公示检测结果
		卫生管理组织、制度管理	（1）是否设置卫生管理部门或配备专（兼）职卫生管理人员 （2）是否建立健全的卫生管理制度，包括：①环境卫生清扫保洁制度；②空气质量、微小气候、水质、采光、照明、噪声、公共用品用具、集中空调通风系统等定期检测制度；③公共场所禁烟管理制度；④公共用品用具更换、清洗、消毒管理制度；⑤卫生设施设备使用、维护管理制度；⑥集中空调、分散式空调管理制度；⑦从业人员健康检查、培训、个人卫生制度；⑧卫生相关产品采购、索证、验收制度；⑨生活饮用水、二次供水设施管理制度；⑩游泳场所、沐浴场所水质管理制度；⑪卫生间卫生管理制度；⑫日常卫生检查及奖惩制度；⑬传染病、健康危害事故应急处置和报告制度等 （3）建立健全的卫生管理档案，包括：①包括卫生管理组织、岗位职责和卫生管理制度；②卫生许可证、从业人员健康合格证明和卫生知识培训材料等管理资料；③空气质量、微小气候、水质、采光、照明、噪声、公共用品用具、集中空调通风系统等检测报告；④公共用品用具更换、清洗、消毒记录和集中空调通风系统清洗、消毒记录；⑤公共场所健康危害事故应急预案及事故处置情况记录；⑥卫生设施设备运行、维护、维修记录；⑦卫生相关产品配置、索证、验收、出入库记录等资料；⑧日常卫生检查记录和卫生质量投诉处理记录；⑨选址、设计、竣工验收资料；⑩其他应归档管理的资料等
		人员健康管理	（1）直接为顾客服务的从业人员是否持有有效健康合格证明 （2）从业人员是否经过卫生知识、法律知识培训并考核合格
		公共用品用具卫生管理	（1）公共用品用具配置数量是否符合要求 1）住宿场所：床单、枕套、被套、毛巾、浴巾等公共用品宜按床位数3倍以上配置；杯具、拖鞋等公共用品宜按床位数2倍以上配置。客房内无卫生间的应每床位配备一套脸盆、脚盆 2）沐浴场所：更衣室、休息厅（房间）的床上用品（床单、枕套、被套、垫巾等）宜按床位数3倍以上配置，为顾客提供的毛巾、浴巾、浴衣等公共用品宜按更衣柜数2倍以上配置；沐浴场所内杯具、拖鞋等顾客用具宜按更衣柜数2倍配置，修脚工具的配置数量宜按技师人员数的2倍以上配置 3）美容、美发场所：供顾客使用的毛巾能满足经营需要，宜按座位数或床位数10倍以上配置，不宜少于20条。美发用围布宜按座位数2倍以上配置。美容美发工具的配置数量宜按美容美发师人员数的2倍以上配置，不宜少于3套。美发场所应配备头癣、皮肤病患者专用理发工具，工具种类齐全 4）影剧院立体观影眼镜宜按单场最大接待负荷的2倍配置 5）其他为顾客提供杯具的公共场所，杯具数量宜按最大接待负荷的2倍配置 （2）是否严格执行公共用品用具换洗消毒规定，并做好记录。（消毒记录应包括消毒时间、人员、方法和消毒物品的种类、数量等） （3）是否制定清洗消毒操作规程，消毒过程是否规范 1）采用化学方法消毒，消毒池的容量、深度应能满足浸泡消毒的需要，保证消毒液有效浓度和浸泡时间，消毒后的用具应充分冲洗 2）采用消毒柜消毒应按照使用说明操作

(续表)

			(3) 采用蒸汽、煮沸方法消毒应保证消毒时间、消毒温度 (4) 清洁物品存放容器和污染物品回收容器是否分开，以专用标志区分 (5) 清洗消毒后的公共用品用具是否分类、分架存放于保洁设施内，距离墙壁、地面 10 cm 以上
		有毒有害物品管理	消毒剂、杀虫剂、灭鼠剂等有毒有害物品是否储存于阴凉干燥通风处，专间(柜)由专人负责管理
		清洗消毒管理	(1) 是否设置满足经营需要的清洗消毒间，专间专用 (2) 清洗消毒间是否擅自停用或更改房间用途 (3) 清洗、消毒、保洁设施是否正常使用，并保持整洁 (4) 是否未放置饮水机、制冰机、清扫工具、个人生活用品、杂物及其他无关物品
		清洁物品储藏管理	(1) 是否设置满足经营需要的清洁物品储藏间(区) (2) 是否环境整洁，通风良好，室内无霉斑和积尘 (3) 是否放置污染物品、清扫工具、个人生活用品、杂物及其他无关物品 (4) 是否设置病媒生物防治设施并正常使用，无病媒生物孳生
		公共用品洗涤房	(1) 公共用品洗涤房间是否专室专用，保持环境整洁 (2) 公共用品的洗涤、消毒、烘干设备和洗手、更衣、通风、照明、保洁设施是否正常使用 (3) 公共用品是否分类清洗
		外送清洗管理	(1) 是否与符合要求的单位签订洗涤合同，建立外送管理台账，交接验收记录 (2) 洗涤后的物品的储存、运输是否有保洁措施
		卫生间管理	公共卫生间是否无积水、无积垢、无异味
		卫生清扫工具	(1) 工具种类和抹布数量是否与台面、墙面、地面、洁具(脸池、浴缸、坐便器)清扫相对应，并分别具有相应的存放容器，明确的用途标示 (2) 是否配备卫生间专用清扫工具、抹布和存放容器，并有明确的用途标示
		卫生相关产品	(1) 配置和使用的卫生相关产品质量是否符合国家规定，无过期产品、劣质产品 (2) 是否执行卫生相关产品进货验收制度，保证产品质量，标签标识规范
		空调设施	(1) 使用集中空调的场所，卫生指标及卫生管理是否符合 GB 37488 和 WS 394 (2) 分散式空调设施室内机组的滤网和散流罩是否定期保洁，无积尘
		传染病和健康危害事故管理	(1) 是否制定传染病、健康危害事故应急预案 (2) 是否按要求及时报告并立即处置传染病、健康危害事故 (3) 是否放置安全套或设置安全套发售设施
	现场检测	现场采样	必要时对公共用品进行用具微生物采样、室内空气细菌总数采样等
		现场快检	必要时对二氧化碳、一氧化碳、可吸入颗粒物(PM_{10})等室内空气质量进行现场快检

五、常用行政处罚案由办案指引

本办案指引主要包括对公共场所专业实施卫生行政处罚所涉及的常见卫生行政处罚案由及其执法依据、常见违法情形、检查要点(检查前准备、检查内容及要求)、证据种类及证明内容、适用法律法规及违反条款、处罚条款、引用标准及规范性文件等进行了汇总。

案由(一):安排未获得有效健康合格证明的从业人员从事直接为顾客服务工作案

表2-2 公共场所常用行政案由(一)

执法依据	《公共场所卫生管理条例》第十条第一款		各级卫生防疫机构负责管辖范围内的公共场所卫生监督工作
	《公共场所卫生管理条例实施细则》第三条第二款		县级以上地方各级人民政府卫生计生行政部门负责本行政区域的公共场所卫生监督管理工作
常见违法情形	(1) 未取得健康合格证明 (2) 健康合格证明不在有效期内 (3) 伪造健康合格证明		
检查要点	检查前准备	基础信息	包括一户一档信息、既往监管信息、责令整改信息、行政处罚信息和投诉举报信息等
		文书资料	现场笔录、询问笔录、监督意见书、责令改正通知书、谈话通知书、委托书、先行保存登记决定书等
		仪器设备	/
		取证工具	执法记录仪、照相机、录音笔等
	检查内容及要求		(1) 规范着装、佩戴执法记录仪;出示监督证、说明来意,告知权益 (2) 经营状况(正常营业) (3) 确认主体资质(自然人或法人组织) (4) 确认工作人员工种是否为直接为顾客服务的工作 (5) 确认工作人员身份信息(身份证、驾照等) (6) 确认健康合格证明信息
证据种类及证明内容	现场笔录		证明现场检查时的客观状况及涉嫌违法行为(客观、真实、内容齐全)
	视听资料		现场照片或视频:证明工作人员工种和从事直接为顾客服务工作的情况
	书证		(1)《营业执照》《公共场所卫生许可证》复印件:证明主体资质 (2) 工作人员及谈话人身份证复印件、委托书:证明工作人员及谈话人身份信息 (3) 健康合格证明(有或无):证明工作人员未取得健康合格证明的违法事实
	当事人的陈述		询问笔录: (1) 谈话人为法定代表人、自然人或持有《委托书》的工作人员 (2) 确认谈话人身份信息 (3) 确认责任主体和违法事实
	证人证言		询问笔录: (1) 工作人员或管理人员 (2) 确认谈话人身份信息 (3) 确认违法事实

(续表)

适用法律法规	《公共场所卫生管理条例》《公共场所卫生管理条例实施细则》
违反条款及内容	《公共场所卫生管理条例》第七条　公共场所直接为顾客服务的人员,持有"健康合格证"方能从事本职工作。患有痢疾、伤寒、病毒性肝炎、活动期肺结核、化脓性或者渗出性皮肤病以及其他有碍公共卫生的疾病的,治愈前不得从事直接为顾客服务的工作 《公共场所卫生管理条例实施细则》第十条　公共场所经营者应当组织从业人员每年进行健康检查,从业人员在取得有效健康合格证明后方可上岗 　　患有痢疾、伤寒、甲型病毒性肝炎、戊型病毒性肝炎等消化道传染病的人员,以及患有活动性肺结核、化脓性或者渗出性皮肤病等疾病的人员,治愈前不得从事直接为顾客服务的工作
处罚条款及内容	《公共场所卫生管理条例》第十四条第一款第(二)项　凡有下列行为之一的单位或者个人,卫生防疫机构可以根据情节轻重,给予警告、罚款、停业整顿、吊销"卫生许可证"的行政处罚 　　未获得"健康合格证",而从事直接为顾客服务的 《公共场所卫生管理条例实施细则》第三十八条　公共场所经营者安排未获得有效健康合格证明的从业人员从事直接为顾客服务工作的,由县级以上地方人民政府卫生计生行政部门责令限期改正,给予警告,并处以500元以上5 000元以下罚款;逾期不改正的,处以5 000元以上15 000元以下罚款
引用标准及规范性文件	无

案由(二):未按照规定对公共场所的空气、微小气候、水质、采光、照明、噪声、顾客用品用具等进行卫生检测案

表2-3　公共场所常用行政案由(二)

执法依据	《公共场所卫生管理条例》第十条第一款		各级卫生防疫机构,负责管辖范围内的公共场所卫生监督工作
	《公共场所卫生管理条例实施细则》第三条第二款		县级以上地方各级人民政府卫生计生行政部门负责本行政区域的公共场所卫生监督管理工作
常见违法情形	(1) 未能提供公共场所卫生检测报告 (2) 提供的公共场所卫生检测报告缺少检测内容、项目,或布点数量不符合要求 (3) 出具公共场所卫生检测报告的机构无相应资质 (4) 提供的公共场所检测报告,检测频率少于一年一次		
检查要点	检查前准备	基础信息	一户一档信息、既往监管信息、责令整改信息、行政处罚信息和投诉举报信息等
		文书资料	现场笔录、询问笔录、监督意见书、责令改正通知书、谈话通知书、委托书、先行保存登记决定书等
		仪器设备	/
		取证工具	执法记录仪、照相机、录音笔等
	检查内容及要求		(1) 两名监督员、规范着装;佩戴执法记录仪、出示监督证;说明来意,告知权益 (2) 经营状况(正常营业) (3) 主体资质(自然人或法人组织)

（续表）

		(4) 查看公共用品用具使用情况（包括拖鞋、茶杯、洗漱用品、床上用品、毛巾、钎脚工具、理发美容工具等） (5) 查看空气、微小气候、水质、采光、照明、噪声、顾客用品用具的卫生检测报告是否符合频次要求 (6) 查看检测样本量、检测指标相关的内容是否与经营面积、房间数量、泳池面积、使用公共用品用具种类和数量相匹配，样本量符合采样要求，无漏项 (7) 核实检测机构是否具有相应资质
证据种类及证明内容	现场笔录	用以证明现场客观状况及涉嫌违法行为（客观、真实、内容齐全）
	视听资料	包括现场照片或视频等，用以证明经营状况、顾客使用用品用具的情况等
	书证	(1)《营业执照》《公共场所卫生许可证》等复印件：证明主体资质 (2) 工作人员及谈话人身份证复印件、委托书：证明工作人员及谈话人身份信息 (3) 不合格检测报告或最近一次检测报告复印件：证明违法事实
	当事人的陈述	询问笔录： (1) 谈话人为法定代表人、自然人或持有委托书的工作人员 (2) 确认谈话人身份信息 (3) 确认责任主体和违法事实
	证人证言	询问笔录： (1) 管理人员 (2) 确认谈话人身份信息 (3) 确认违法事实
适用法律法规		《公共场所卫生管理条例实施细则》
违反条款及内容		《公共场所卫生管理条例实施细则》第十九条第一款　公共场所经营者应当按照卫生标准、规范的要求对公共场所的空气、微小气候、水质、采光、照明、噪声、顾客用品用具等进行卫生检测，检测每年不得少于一次；检测结果不符合卫生标准、规范要求的应当及时整改
处罚条款及内容		《公共场所卫生管理条例实施细则》第三十六条第(一)项　公共场所经营者有下列情形之一的，由县级以上地方人民政府卫生计生行政部门责令限期改正，给予警告，并处以 2 000 元以下罚款；逾期不改正，造成公共场所卫生质量不符合卫生标准和要求的，处以 2 000 元以上 20 000 元以下罚款；情节严重的，可以依法责令停业整顿，直至吊销卫生许可证。 (一) 未按照规定对公共场所的空气、微小气候、水质、采光、照明、噪声、顾客用品用具等进行卫生检测的
引用标准及规范性文件		《公共场所卫生指标及限值要求(GB 37488—2019)》 《公共场所卫生检验方法　第1部分：物理因素(GB/T 18204.1—2013)》 《公共场所卫生检验方法　第2部分：化学污染物(GB/T 18204.2—2014)》 《公共场所卫生检验方法　第3部分：空气微生物(GB/T 18204.3—2013)》 《公共场所卫生检验方法　第4部分：公共用品用具微生物(GB/T 18204.4—2013)》 《公共场所卫生检验方法　第5部分：集中空调通风系统(GB/T 18204.5—2013)》 《公共场所卫生检验方法　第6部分：卫生监测技术规范(GB/T 18204.6—2013)》

案由(三)：未按照规定对顾客用品用具进行清洗、消毒、保洁，或者重复使用一次性用品用具案

表2-4 公共场所常用行政案由(三)

执法依据	《公共场所卫生管理条例》第十条第一款	各级卫生防疫机构，负责管辖范围内的公共场所卫生监督工作
	《公共场所卫生管理条例实施细则》第三条第二款	县级以上地方各级人民政府卫生计生行政部门负责本行政区域的公共场所卫生监督管理工作
常见违法情形	(1) 未按照规定对顾客用品用具进行清洗 (2) 未按照规定对顾客用品用具进行消毒(如消毒液有效浓度和浸泡时间未达到要求等) (3) 未按照规定对顾客用品用具进行保洁(如未存放于保洁设施内，未分类分架存放，未距墙壁、地面10 cm以上等) (4) 重复使用一次性用品用具	
检查前准备	基础信息	包括一户一档信息、既往监管信息、责令整改信息、行政处罚信息和投诉举报信息等
	文书资料	现场笔录、询问笔录、监督意见书、责令改正通知书、谈话通知书、委托书、先行保存登记决定书等
	仪器设备 (必要时携带)	公共用品用具采样、检测仪器(10 mL生理盐水试管、灭菌棉拭子、规格板、记号笔等)
	取证工具	执法记录仪、照相机、录音笔等
检查要点	检查内容及要求	(1) 两名监督员，规范着装，佩戴执法记录仪，出示监督证，说明来意，告知权益 (2) 经营状况：正常营业 (3) 主体资质：查看营业执照，确定为自然人还是法人组织 (4) 查看公共用品用具使用情况(拖鞋、茶杯、洗漱用品、床上用品、毛巾、钎脚工具、理发美容工具等) (5) 清洗消毒情况 1) 自行清洗消毒：查看公共用品用具清洗、消毒过程记录(包括时间、数量、清洗消毒人员签名) 2) 外送清洗消毒：查看交接记录及清洗消毒单位资质(营业执照) (6) 查看清洗消毒后的公共用品用具分类保洁情况 (7) 查看清洁物品储藏间物品存放情况 (8) 查看一次性用品的使用或更换记录(领用物品名称、数量)：核实库存数量、使用更换记录与购买记录是否一致
证据种类及证明内容	现场笔录	证明现场客观状况及涉嫌违法行为(客观、真实、内容齐全)
	视听资料	现场照片或视频：未按规定对顾客用品用具进行清洗、消毒、保洁的照片；重复使用一次性用品用具的照片
	书证	(1)《营业执照》《公共场所卫生许可证》复印件(加盖公章或签名确认)：证明主体资质 (2) 谈话人身份证复印件(加盖公章或签名确认)、委托书：证明谈话人身份信息 (3) 公共用品用具卫生指标检测报告复印件(加盖公章或签名确认)
	当事人的陈述	询问笔录： (1) 谈话人为法定代表人、自然人或持有委托书的工作人员 (2) 确认谈话人身份信息 (3) 确认责任主体和违法事实

(续表)

证人证言	询问笔录： (1) 如保洁、清洗消毒人员或管理人员 (2) 确认谈话人身份信息 (3) 确认违法事实
适用法律法规	《公共场所卫生管理条例实施细则》
违反条款及内容	《公共场所卫生管理条例实施细则》第十四条　公共场所经营者提供给顾客使用的用品用具应当保证卫生安全，可以反复使用的用品用具应当一客一换，按照有关卫生标准和要求清洗、消毒、保洁。禁止重复使用一次性用品用具
处罚条款及内容	《公共场所卫生管理条例实施细则》第三十六条第(二)项　公共场所经营者有下列情形之一的，由县级以上地方人民政府卫生计生行政部门责令限期改正，给予警告，并处以2000元以下罚款；逾期不改正，造成公共场所卫生质量不符合卫生标准和要求的，处以2000元以上20000元以下罚款；情节严重的，可以依法责令停业整顿，直至吊销卫生许可证 (二) 未按照规定对顾客用品用具进行清洗、消毒、保洁，或者重复使用一次性用品用具的
引用标准及规范性文件等	《公共场所卫生管理规范(GB 37487—2019)》 《公共场所卫生指标及限值要求(GB 37488—2019)》 《公共场所卫生检验方法　第4部分：公共用品用具微生物(GB/T 18204.4—2013)》 《公共场所卫生检验方法　第6部分：卫生监测技术规范(GB/T 18204.6—2013)》

六、现场仪器设备操作及采样要求

(一) 现场仪器设备操作

1. 公共场所二氧化碳现场快检

(1) 常用仪器：Telaire7001型红外CO_2分析仪。

(2) 方法：不分光红外分析法。

(3) 原理：二氧化碳对红外线具有选择性的吸收。在一定范围内，吸收值与二氧化碳浓度呈线性关系。根据吸收值确定样品中二氧化碳的浓度。

(4) 检测步骤

1) 布点要求

布点数量：室内面积不足50 m^2的设置1个测点，50~200 m^2的设置2个测点，200 m^2以上的设置3~5个测点。

布点位置：室内1个测点设置在中央，2个采样点的设置在室内对称点上，3个测点的设置在室内对角线四等分的3个等分点上，5个测点的按梅花布点，其他按均匀布点原则布置。测点距离地面高度1~1.5 m，距离墙壁不小于0.5 m。测点应避开通风口、通风道等。

2) 按要求对测量仪器进行期间核查和使用前的校准。

3) 按照仪器说明书操作仪器。

(5) 结果记录：一个区域的测定结果以该区域内各采样点体积分数的算术平均值给出。如显示读数为ppm浓度单位，将ppm浓度单位转换成%浓度单位的转化公式为：%浓度=ppm浓度×0.0001。

(6) 技术依据：《公共场所卫生检验方法　第2部分：化学污染物(GB/T 18204.2 - 2014)》

《Telaire7001型红外CO_2分析仪说明书》。

(7) 评价依据:《公共场所卫生指标及限值要求(GB 37488—2019)》。

2. 公共场所一氧化碳现场快检

(1) 常用仪器:GXH-3011A型红外CO分析仪。

(2) 方法:不分光红外分析法。

(3) 原理:一氧化碳对红外线具有选择性的吸收。在一定范围内,吸收值与一氧化碳浓度呈线性关系。根据吸收值可以确定样品中一氧化碳的浓度。

(4) 测定步骤

1) 采样布点:室内面积不足50 m^2的设置1个测点,50~200 m^2的设置2个测点,200 m^2以上的设置3~5个测点。

室内1个测点设置在中央,2个采样点的设置在室内对称点上,3个测点的设置在室内对角线四等分的3个等分点上,5个测点的按梅花布点,其他按均匀布点原则布置。

测点距离地面高度1~1.5 m,距离墙壁不小于0.5 m。

测点应避开通风口、通风道等。

2) 按要求对测量仪器进行期间核查和使用前的校准。

3) 按照仪器说明书操作仪器。

(5) 结果记录:一个区域的测定结果以该区域内各采样点的质量浓度的算术平均值给出。如显示读数为ppm浓度单位,在城市气压、温度变化不大的情况下,转化公式为:mg/m^3=ppm×1.25。

(6) 技术依据:《公共场所卫生检验方法 第2部分:化学污染物》《GXH-3011A型红外CO分析仪说明书(GB/T 18204.2—2014)》。

(7) 评价依据:《公共场所卫生指标及限值要求(GB 37488—2019)》。

3. 公共场所可吸入颗粒物(PM_{10})现场快检

(1) 常见仪器:监测频次激光粉尘仪LD-5C,多功能环境监测仪EVM-SERIES。

(2) 方法:光散射法。

(3) 原理:当光照射在空气中悬浮的颗粒物上时,产生散射光。在颗粒物性质一定的条件下,颗粒物的散射光强度与其质量浓度成正比。通过测量散射光强度,应用质量浓度转换系数K值,求得颗粒物质量浓度。

(4) 测量步骤

1) 采样布点:

布点数量:室内面积不足50 m^2的设置1个测点,50~200 m^2的设置2个测点,200 m^2以上的设置3~5个测点。

布点位置:室内1个测点的设置在中央,2个测点的设置在室内对称点上,3个测点的设置在室内对角线四等分点的3个等分点上,5个测点的按梅花布点,其他的按均匀布点原则布置。测点距离地面高度1~1.5 m,距离墙壁不小于0.5 m。测点应避开通风口、通风道等。

2) 按要求对测量仪器进行期间核查和使用前的校准。

3) 按照使用说明书操作仪器。

(5) 测量结果:一个区域的测定结果以该区域内各采样点质量浓度的算术平均值给出。

(6) 技术依据:《公共场所卫生检验方法 第2部分:化学污染物(GB/T 18204.2—2014)》《GXH-3011A型红外CO分析仪说明书》等。

(7) 评价依据:《公共场所卫生指标及限值要求(GB 37488—2019)》。

(二)现场采样操作要求

1. 公共用品用具微生物采样

(1) 样本量要求:公共用品用具的监测量案各类物品投入使用总数的3‰~5‰抽取,当某类用品用具投入使用总数不足30件时,此类物品的采样数量至少应为1件。

(2) 采集部位和采样面积:

1) 杯具:在杯具内、外缘与口唇接触处,即1~5 cm高处一圈采样。采样总面积为50 cm²。

2) 棉织品:在毛巾、枕巾、浴巾对折后两面的中央5 cm×5 cm(25 cm²)面积范围内分别均匀涂抹5次,每25 cm²采样面积为1份样品,每件用品共采集2份样品;在床单、被单的上下两部即与颈部、脚部接触部位5 cm×5 cm(25 cm²)面积范围内分别均匀涂抹5次,每25 cm²采样面积为1份样品,每件用品共采集2份样品;睡衣、睡裤随机选择2个5 cm×5 cm(25 cm²)面积范围内分别均匀涂抹5次,每25 cm²采样面积为1份样品,每件用品共采集2份样品。

3) 洁具:在盆内一侧壁二分之一高度及盆底中央5 cm×5 cm(25 cm²)范围内分别涂抹采样,每25 cm²采样面积为1份样品,每件用具共采集2份样品;在脸(脚)盆内二分之一高度相对两侧壁5 cm×5 cm(25 cm²)范围内分别涂抹采样,每25 cm²采样面积为1份样品,每件用具共采集2份样品;在坐便圈前部弯曲处选择2个5 cm×5 cm(25 cm²)范围内分别涂抹采样,每25 cm²采样面积为1份样品,每件用具共采集2份样品;在按摩床(椅)面中部选择2个5 cm×5 cm(25 cm²)范围内分别涂抹采样,每25 cm²采样面积为1份样品,每件用具共采集2份样品。

4) 鞋类:在每只鞋的鞋内与脚趾接触处5 cm×5 cm面积范围内分别均匀涂抹5次,1双鞋为1份样品,采样总面积为50 cm²。

5) 购物车(筐):在车筐把手处选择2个5 cm×5 cm面积范围内分别均匀涂抹5次,1件物品为1份样品,采样总面积为50 cm²。

6) 美容美发工具:在推子的前部上下均匀各涂抹3次,样面积达到25 cm²为1份样品;在理发刀、剪两面各涂抹1次,采样面积达到25 cm²为1份样品;在美容美甲用品与人体接触处涂抹采样,采样面积达到25 cm²为1份样品修脚工具;在修脚工具与人体接触处涂抹采样,采样面积达到50 cm²为1份样品。

7) 其他用品:在与人体接触处选择5 cm×5 cm(25 cm²)面积范围内分别采样,每25 cm²为1份样品,每件用品共采集2份样品。

(3) 采样步骤

1) 随机抽取清洗消毒后准备使用的公共用品用具。

2) 使用灭菌干燥棉拭子,于10 mL灭菌生理盐水内浸润(吸取约1 mL溶液)。

3) 根据不同类别公共用品用具选取适当的采集部位,在采样面积内来回均匀涂抹,进行样品采集。

4) 用灭菌剪刀剪去棉签手接触的部分,将棉拭子放入剩余的9 mL生理盐水内。

5) 4小时内送检。

七、常见投诉举报处置

(一)反映某公共场所未按照规定对顾客用品用具进行清洗、消毒、保洁

1. 调查依据 《公共场所卫生管理条例》《公共场所卫生管理条例实施细则》《公共场所卫生管理规范(GB 37487—2019)》《公共场所卫生指标及限值要求(GB 37488—2019)》等。

2. 调查方法

(1) 如投诉举报人留有联系方式且愿意配合,现场调查前对投诉举报人进行沟通与询问,了解相关线索并做好记录。

(2) 检查前通过系统查询一户一档,了解该场所公共场所卫生许可信息及历年监督检查、行政处罚和投诉举报情况。

(3) 现场查阅该场所《营业执照》和《公共场所卫生许可证》,核对经营主体、经营地址、经营项目及有效期。

(4) 现场查阅该场所卫生管理制度,是否建立公共用品用具更换、清洗、消毒管理制度。

(5) 调查该场所公共用品清洗消毒间的设置和使用情况是否符合规范。

(6) 调查该场所清洁物品储藏间的设置和使用情况是否符合规范。

(7) 查阅该场所卫生管理档案,查看公共用品用具更换、清洗、消毒记录。

(8) 对该场所相关的工作人员进行调查询问,了解公共用品用具清洗、消毒、保洁及更换的具体执行情况。

(9) 必要时对该场所清洗、消毒后待使用的公共用品用具进行现场采样,对细菌总数、大肠菌群、金黄色葡萄球菌、真菌总数、pH值等指标进行检测。

(10) 对该场所法定代表人或其委托人进行询问调查,确认违法主体和违法事实,根据调查结果依法处理。

(二) 反映某公共场所从业人员无健康合格证或持过期健康合格证上岗

1. 调查依据 主要依据《公共场所卫生管理条例》《公共场所卫生管理条例实施细则》等。

2. 调查方法

(1) 如投诉举报人留有联系方式且愿意配合,现场调查前对投诉举报人进行沟通与询问,收集相关证据。

(2) 系统查询一户一档,了解该场所公共场所卫生许可信息及历年监督检查、行政处罚和投诉举报情况。

(3) 现场核查该场所的公共场所卫生许可证、工商营业执照等证照信息。

(4) 现场调查该公共场所内正在直接为顾客服务的从业人员,记录姓名和所从事岗位,与举报人提供的信息进行比对;如必要,现场对从业人员或顾客进行询问调查。

(5) 现场通过上海市从业人员预防性健康检查信息系统查询正在从事直接为顾客服务工作的从业人员的健康合格证明信息。

(6) 对该公共场所经营者及其他工作人员进行询问调查,确认违法主体和违法事实,根据调查结果依法处理。

(三) 反映某酒店房间内卫生状况差(如床单有污渍、房间有虫媒、反复使用一次性用品用具等)

1. 调查依据 主要依据《公共场所卫生管理条例》《公共场所卫生管理条例实施细则》等。

2. 调查方法

(1) 如投诉举报人留有联系方式且愿意配合,现场调查前对投诉举报人进行沟通与询问,收集相关证据并做好记录。

(2) 检查前通过系统查询一户一档,了解该场所公共场所卫生许可信息及历年监督检查、行政处罚和投诉举报情况。

(3) 现场核查该场所的公共场所卫生许可证、工商营业执照等证照信息。

(4) 现场调查该场所是否设立卫生管理部门或者配备专(兼)职卫生管理人员,建立卫生管理档案(包括制度、检测报告、从业人员培训情况等)。

(5) 现场通过上海市从业人员预防性健康检查信息系统查询正在从事直接为顾客服务工作的从业人员的健康合格证明信息。

(6) 调查该场所清洗、消毒、保洁、盥洗等设施设备和公共卫生间的设置和使用情况。

(7) 现场调查该场所预防控制鼠、蚊、蝇、蟑螂和其他病媒生物的设施设备以及废弃物存放专用设施设备的配备和使用情况。

(8) 现场调查该场所公共用品用具消毒记录、布草等外送清洗等记录。

(9) 必要时可委托第三方对公共用品用具进行采样送检。

(10) 对该公共场所经营者及其他工作人员进行询问调查,确认违法主体和违法事实,根据调查结果依法处理。

(四) 案例情形三:反映某公共场所空气浑浊、有甲醛味等异味问题

1. 调查依据。主要依据《公共场所卫生管理条例》《公共场所卫生管理条例实施细则》等。

2. 调查方法

(1) 如投诉举报人留有联系方式且愿意配合,现场调查前对投诉举报人进行沟通与询问,收集相关证据并做好记录。

(2) 检查前通过系统查询一户一档,了解该场所公共场所卫生许可信息及历年监督检查、行政处罚和投诉举报情况。

(3) 现场核查该场所的公共场所卫生许可证、工商营业执照等证照信息。

(4) 现场调查公共场所空气有异味的可能原因,携带必要的采样及快速检测仪器设备进行现场采样及快速检测(CO、甲醛等)。

(5) 现场调查有关通风设施是否正常运行,相关卫生管理档案是否完整。

(6) 调查空气、微小气候等环境状况是否按时进行卫生检测。

(7) 现场调查是否制定公共场所危害健康事故应急预案或者方案,如发生危害健康事故,该场所经营者是否及时准确上报危害健康事故、是否已立即采取处置措施以避免危害扩大,及时了解人员的伤亡和不适情况变化。

(8) 对该公共场所经营者及其他工作人员进行询问调查,确认违法主体和违法事实,根据调查结果依法处理。

(五) 反映某游泳池水质差,水浑浊、有刺激性气味,游泳后皮肤起疹子或发生尿路感染等问题

1. 调查依据。主要依据《公共场所卫生管理条例》《公共场所卫生管理条例实施细则》等。

2. 调查方法

(1) 如投诉举报人留有联系方式且愿意配合,现场调查前对投诉举报人进行沟通与询问,收集相关证据并做好记录。

(2) 检查前通过系统查询一户一档,了解该场所公共场所卫生许可信息及历年监督检查、行政处罚和投诉举报情况。

(3) 携带必要的采样及快速检测仪器设备进行采样并现场快速水质检测(余氯、浑浊度),初步判定该游泳池水质是否符合相关卫生标准;视现场快检情况并结合投诉举报的具体问题,委托第三方进行水质采样。

(4) 核查该公共场所卫生许可证、工商营业执照等证照信息。

(5) 调查该场所内是否按规定进行水质检测(自检和委托第三方检测)和结果公示。

(6) 调查该场所是否配备池水循环消毒设备并正常运行。

(7) 调查强制通过式浸脚消毒池是否有水且符合卫生标准。
(8) 调查消毒产品使用记录和卫生许可批件索证。
(9) 现场通过上海市从业人员预防性健康检查信息系统查询正在从事直接为顾客服务工作的从业人员的健康合格证明信息。
(10) 调查该场所泳客是否有不适情况。
(11) 对该公共场所经营者进行询问调查，确认违法主体和违法事实，根据调查结果依法处理。

(杨 凌)

第二节·生活饮用水卫生监督

生活饮用水卫生监督是卫生健康行政部门及其委托的卫生健康监督机构对相对人遵守生活饮用水卫生法律、法规、规章以及其他规范性文件和行政处理决定的情况进行卫生监督检查并作出卫生行政处理的活动。卫生健康行政部门通过依法对生活饮用水实施卫生监督，并对违法行为予以卫生行政处罚，确保生活饮用水的卫生安全。本章节主要对二次供水的卫生监督检查进行介绍。

一、概念

二次供水卫生监督指卫生健康行政部门依据相关卫生法律规范等，对二次供水设施管理单位的生活饮用水供应活动进行卫生监督检查，并对其行为作出处理的卫生行政执法活动。

二、要点释义

1. 二次供水·是指集中式供水在入户之前经再度储存、加压和消毒或深度处理，通过管道或容器输送给用户的供水方式。

2. 二次供水设施·是指保证正常二次供水的设备及管线，包括储水设备及供水管线等。其中，储水设备包括高位、中位、低位水箱和蓄水池。

三、法律法规体系

1. 卫生法律·《中华人民共和国传染病防治法》。

2. 卫生行政规章·《生活饮用水卫生监督管理办法》。

3. 卫生规范性文件·《关于水箱清洗装置是否按涉水产品进行卫生监督的批复（卫法监发〔2001〕72号）》《卫生部法监司关于生活饮用水接触的消毒剂和消毒器械有关问题的复函（卫法监食便函〔2003〕241号）》《卫生部关于饮用水及供水单位法律适用的批复（卫政法发〔2006〕255号）》《卫生部法监司关于对二次供水项目卫生审查有关内容请示的复函（卫法监食便发〔2000〕第189号）》《卫生部关于二次供水卫生许可证发放问题的复函（卫法监食便函〔2003〕272号）》《卫生部监督局关于禁止供水单位使用二氯异氰尿酸钠等消毒剂的通知（卫监督环便函〔2009〕293号）》等。

4. 卫生标准·《二次供水设施卫生规范(GB 17051—1997)》《生活饮用水卫生标准(GB 5749—2006)》《生活饮用水标准检验方法 水样的采集与保存(GB/T 5750.2—2006)》。

四、现场监督要点

见表2-5。

表2-5 生活饮用水卫生现场监督要点

执法依据	《中华人民共和国传染病防治法》第五十三条第(四)项		县级以上人民政府卫生行政部门对传染病防治工作履行下列监督检查职责:(四)……对饮用水供水单位从事生产或者供应活动以及涉及饮用水卫生安全的产品进行监督检查
	《生活饮用水卫生监督管理办法》第三条第一款		国务院卫生计生主管部门主管全国饮用水卫生监督工作。县级以上人民政府卫生计生主管部门主管本行政区域内饮用水卫生监督工作
检查要点	检查前准备	文书资料	包括现场笔录、询问笔录、责令改正通知书、谈话通知书、委托书、监督意见书、非产品样品采集单、原始记录、先行保存登记决定书、证据先行保存登记决定书、证据先行保存登记处理决定书、送达地址确认书等
		基础信息	包括一户一档信息、既往监管信息、行政处罚信息、投诉举报查处信息等
		仪器设备	浊度仪、余氯总氯比色计等现场快检仪器,以及玻璃瓶、塑料瓶、无菌瓶等采样器具
		取证工具	执法记录仪、照相机、录音笔等
	检查内容及要求	规范执法	两名监督员、规范着装;佩戴执法记录仪、出示监督证;说明来意、告知权益
		经营状况	二次供水设施管理单位是否运营(可通过物业办公室是否有人值班、物业缴费记录等判断)
		主体资质	通过营业执照登记内容进行确认
	检查内容及要求	卫生管理	(1) 具有二次供水设施卫生管理档案 (2) 建立齐全的卫生管理制度 (3) 有明确的二次供水设施管理单位 (4) 配备专职或兼职的卫生管理人员 (5) 供、管水人员持有效健康合格证明,每年进行一次健康体检 (6) 供、管水人员卫生知识培训合格 (7) 二次供水设施日常巡查及记录齐全 (8) 建立突发饮用水卫生污染应急预案 (9) 水质检测报告齐全 (10) 水质检测报告向业主公示
		储水设施清洗消毒情况	(1) 二次供水储水设施定期清洗消毒并有记录 (2) 提供清洗消毒单位相关资质,如卫生备案证明 (3) 使用的消毒剂持有有效的消毒产品卫生安全评价报告 (4) 清洗消毒人员持有效健康合格证明并经培训合格 (5) 清洗消毒情况向业主公示
		水箱/蓄水池卫生要求	(1) 饮用水箱或蓄水池应专用,不得渗漏 (2) 水箱顶部与屋顶的距离应大于80 cm (3) 水箱入口应有盖(或门),入口并高出水箱面5 cm以上,并有上锁装置

(续表)

		(4) 水箱有相应的透气管和罩 (5) 溢水管与泄水管不得与下水管直接相连 (6) 溢水管加网罩 (7) 泄水管应设在水箱的底部
	其他	(1) 二次供水设施不得与市政供水管道直接连通 (2) 二次供水设施管道不与非饮用水管道(消防管道)相连接 (3) 水箱或蓄水池周围环境保持整洁(蓄水池周围10 m以内不得有渗水坑和堆放的垃圾等污染源。水箱周围2 m内不应有污水管线及污染物) (4) 涉水产品持有有效卫生许可批件 (5) 消毒产品持有有效的消毒产品卫生安全评价报告 (6) 二次供水设施巡查记录 (7) 水箱容积不得超供水居民48小时用水,可通过浮球控制水箱储水量
现场检测	现场采样	《生活饮用水标准检验方法 GB/T 5750—2006》(水样)
	现场快检	按照计量认证受控方法(浑浊度、总氯余氯)

五、常用案由办案指引

本办案指引主要内容包括常用案由名称、执法依据、常见违法情形、检查要点(检查前准备、检查内容及要求)、证据种类及证明内容、适用卫生法律规范及违反条款、处罚条款、引用标准及规范性文件等。

案由:饮用水供水单位供应的饮用水不符合国家卫生标准和卫生规范案

表2-6 生活饮用水卫生常见案由

执法依据	《中华人民共和国传染病防治法》第五十三条第(四)项		县级以上人民政府卫生行政部门对传染病防治工作履行下列监督检查职责:(四)……对饮用供水单位从事生产或者供应活动以及涉及饮用水卫生安全的产品进行监督检查
	《生活饮用水卫生监督管理办法》第二条、第三条、第六条		县级以上地方人民政府卫生计生主管部门主管本行政区域内饮用水卫生监督工作
常见违法情形	(1) 水质检测结果不合格(管理公司自行送检) (2) 水质检测结果不合格(卫生部门监督检测)		
检查要点	检查前准备	基础信息	包括一户一档信息、既往监管信息、责令整改信息、行政处罚信息和投诉举报信息等
		文书资料	现场笔录、询问笔录、监督意见书、责令改正通知书、委托书、先行保存登记决定书等
		仪器设备	现场快检仪器(浊度仪、余氯总氯比色计)
		取证工具	包括执法记录仪、照相机、录音笔等

(续表)

检查内容及要求		(1) 两名卫生监督员、规范着装；佩戴执法记录仪、出示监督证；说明来意，告知权益 (2) 经营（供水）状况 (3) 主体资质（自然人或法人组织） (4) 现场检查是否按规定开展二次供水水质检测，送检的实验室是否有相应检测资质，检测项目是否齐全，检测结果是否合格
证据种类及证明内容	现场笔录	证明现场客观状况及涉嫌违法行为（客观、真实、内容齐全）
	视听资料	现场照片或视频：证明二次供水水质检测结果不合格仍继续供应；或监督员现场采集二次供水送实验室检测
	书证	(1)《营业执照》复印件：证明主体资质 (2) 工作人员及谈话人身份证复印件、委托书：证明工作人员及谈话人身份信息 (3) 不合格检测报告复印件：证明违法事实
	当事人的陈述	询问笔录： (1) 谈话人为法定代表人、自然人或持有《委托书》的工作人员 (2) 确认谈话人身份信息 (3) 确认责任主体和违法事实
	证人证言	询问笔录： (1) 管理人员等 (2) 确认谈话人身份 (3) 确认违法事实
违反条款及内容		《生活饮用水卫生监督管理办法》第六条　供水单位供应的饮用水必须符合国家生活饮用水卫生标准
处罚条款及内容		《生活饮用水卫生监督管理办法》第二十六条　违反本办法规定，有下列情形之一的，县级以上地方人民政府卫生计生主管部门应当责令限期改进，并可处以20元以上5000元以下的罚款：(四)供水单位供应的饮用水不符合国家规定的生活饮用水卫生标准的
引用标准及规范性文件		《生活饮用水卫生标准(GB 5749—2006)》

六、现场仪器设备操作及采样要求

(一) 生活饮用水浑浊度现场快检

1. **常用仪器**。2100P浊度仪、2100Q浊度仪。

2. **原理**。光学系统、90°散射光探头和透射光探头。仪器的微处理器计算从90°散射光探头探测的信号比率。比率式技术校正了溶液中颜色和光吸收材料的干扰，并补偿光强的波动性，它提供了长期校正的稳定性，减少了杂散光，提高了测量的精度。

3. **检测步骤**

(1) 采样要求：取样前应将样品混匀；检查样品瓶身是否有明显磨损；检测前样品瓶应用被测样品清洗；样品取样量应到样品瓶的刻度；样品瓶外部的水滴和指印在测定前是否用软布擦拭干净；样品瓶瓶身加几滴硅树脂，用软布擦拭开；仪器放置在平稳表面；测量室的盖子盖上；读数时，待仪器的读数稳定后,记录检测结果;检测结束以后应将样品瓶内的检测水样倒去,用蒸馏水冲洗内壁,并用滤纸吸干。

(2) 按要求对测量仪器进行期间核查和使用前的校准。

(3) 按照仪器说明书操作仪器。

(4) 结果记录:按仪器显示的读数记录。

(二) 生活饮用水消毒剂余量现场快检

1. 常用仪器 · 总氯比色计、余氯比色计。

2. 原理 · 采用光学系统,运用比色计原理测量参数。通过变换试剂的加入顺序可测得消毒剂余量的浓度。

3. 检测步骤

(1) 采样要求:检测前样品瓶应用被测样品清洗;比色皿内注入相应的未反应样品;每一个样品都必须读零,并且读零与测量样剂使用同一比色皿;仪器放置在平稳表面;测量室的盖子盖上;读数时,待仪器的读数稳定后,记录检测结果;检测结束以后应将样品瓶内的检测水样倒去,用蒸馏水冲洗内壁,并用滤纸吸干。

(2) 按要求对测量仪器进行期间核查和使用前的校准。

(3) 按照仪器说明书操作仪器。

(4) 结果记录:按仪器显示的读数记录。

(5) 注意事项:不要用手触摸比色皿壁;为使读零和测量处于同环境,需要盖紧比色皿,避免污染。

七、常见投诉举报处置

反映居民家中自来水中有红虫,水黄、浑浊、有杂质、有异味等问题

1. 调查依据 · 主要依据《生活饮用水卫生管理办法》《二次供水设施卫生规范》《生活饮用水卫生标准》等。

2. 调查方法

(1) 如投诉举报人留有联系方式且愿意配合,现场调查前对投诉举报人进行沟通与询问,收集相关证据并做好记录;并与投诉举报人约定上门调查时间;如投诉举报人未留联系方式,系统查询并联系投诉点的二次供水管理单位,了解是否存在所诉情况或直接至投诉举报地点开展调查。

(2) 携带必要的现场检测仪器(浊度仪、总氯余氯比色计)、专用采样瓶至现场进行快速检测浑浊度、消毒剂余量,并采集水样。

(3) 询问投诉举报人及物业公司,了解投诉事项发生的时间、范围、严重程度、水箱日常维护和清洗情况,相邻住宅二次供水水质情况。

(4) 调查水箱、管道等二次供水设施及周边情况,判断是否存在环境污染;如调查发现水质污染在于城市管网或者水厂污染,应及时通知环保和水务部门介入调查,如影响范围较大,或出现介水传染病或化学中毒患者,应按照突发事件及时上报,并由疾控部门及时展开流行病学调查。

(5) 调查二次供水设施,顺序从低位蓄水池到高位水箱,主要查看二次供水设施密封情况,如:水箱入口是否加盖,水箱顶部、侧壁、转角是否有较大缝隙,溢水管口是否加网罩,溢水管是否有破损等。

(6) 调查二次供水管道(包括进用户前的小水管),是否存在U型结构。

（7）调查居民家中是否自行安装有净水设备。

（8）调查物业二次供水日常管理情况，包括清洗单位的资质、管水人员健康合格证、产品批件等方面。

（9）对二次供水管理单位的法定代表人或其委托人、投诉举报人、小区居民等相关人员进行询问调查，确定违法主体和违法事实，根据调查结果依法处理。

（10）如调查中发现二次供水管道存在产品质量等问题，需联合街镇、房管部门、开发商及物业等协调解决。

（傅蓉华）

第三节·职业卫生监督

一、概念

职业卫生监督执法，是指卫生健康行政部门及其委托的卫生健康监督机构依据职业卫生相关法律、法规、规章及其确定的监管事项清单，对用人单位职业卫生工作进行监督执法的活动。职业卫生监督需要多部门协作，是一个全过程的监督，从生产设计到验收，从生产到破产，从作业环境到作业人群，从接触水平到病损的诊断及管理。

二、要点释义

1. 职业病·是指企业、事业单位和个体经济组织等用人单位的劳动者在职业活动中，因接触粉尘、放射性物质和其他有毒、有害因素而引起的疾病。

2. 职业病防治工作的特点·职业病防治工作坚持预防为主、防治结合的方针，建立用人单位负责、行政机关监管、行业自律、职工参与和社会监督的机制，实行分类管理、综合治理。

3. 职业病危害·是指对从事职业活动的劳动者可能导致职业病的各种危害。职业病危害因素包括职业活动中存在的各种有害的化学、物理、生物因素以及在作业过程中产生的其他职业有害因素。

4. 职业禁忌·是指劳动者从事特定职业或者接触特定职业病危害因素时，比一般职业人群更易遭受职业病危害和罹患职业病或者可能导致原有自身疾病病情加重，或者在从事作业过程中诱发可能导致对他人生命健康构成危险疾病的个人特殊生理或者病理状态。

三、法律法规体系

1. 卫生法律·《中华人民共和国职业病防治法》。

2. 卫生行政法规·《使用有毒物品作业场所劳动保护条例》《放射性同位素与射线装置安全和防护条例》《尘肺病防治条例》。

3. 卫生行政规章·《放射工作人员职业健康管理办法》《职业健康检查管理办法》《职业病诊断与鉴定管理办法》《职业卫生技术服务机构管理办法》《工作场所职业卫生管理规定》《放射诊疗管理规定》《女职工劳动保护特别规定》《建设项目职业病防护设施"三同时"监督管理办法》《放射工作人员健康要求及监护规范》《用人单位职业卫生监督执法工作规范》等。

4. **卫生规范性文件**：《职业病危害因素分类目录》《职业病分类和目录》《高毒物品目录》《建设项目职业病危害风险分类管理目录》《国家职业病防治规划（2021—2025年）》《国家卫生健康委办公厅关于进一步加强用人单位职业健康培训工作的通知》《用人单位职业病危害告知与警示管理规范》《关于开展职业卫生分类监督执法试点工作的通知》等。

5. **卫生标准**：《工业企业设计卫生标准（GB Z1—2010）》《工作场所有害因素职业接触限值（化学有害因素）（GB Z2.1—2019）》《工作场所有害因素职业接触限值（物理因素）》《职业健康技术管理规范》《工作场所职业病危害警示标识》《高毒物品作业岗位职业病危害告知规范》等。

四、现场监督要点

见表2-7。

表2-7 职业卫生现场监督要点

执法依据	《中华人民共和国职业病防治法》第九条第三款		县级以上地方人民政府卫生行政部门、劳动保障行政部门依据各自职责，负责本行政区域内职业病防治的监督管理工作。县级以上地方人民政府有关部门在各自的职责范围内负责职业病防治的有关监督管理工作
检查要点	检查前准备	文书资料	现场笔录、询问笔录、责令改正通知书、委托书、监督意见书、证据先行保存登记决定书、证据先行保存登记处理决定书、送达地址确认书等
		基础信息	包括一户一档信息、既往监管信息、行政处罚信息、投诉举报查处信息等
		仪器设备	温湿度计、声级计等
		取证工具	执法记录仪、照相机、录音笔等
	检查内容及要求	规范执法	两名监督员、规范着装、佩戴执法记录仪、出示监督证；说明来意、告知权益
		经营状况	是否正常经营、工作场所是否正常运行
		主体资质	确认主体资格（营业执照：总公司及分公司营业执照）
		职业卫生管理的组织结构及制度建设	查看书面形式的任命文件或证明材料 （1）设置或者指定职业卫生管理机构或者组织：职业病危害严重的用人单位应当设置或者指定职业卫生管理机构或者组织 （2）配备专职或者兼职的职业卫生管理人员：其他存在职业病危害的用人单位劳动者超过100人的应当配备职业卫生管理机构或者组织；100人以下的应当配备专职或者兼职的职业卫生管理人员 （3）制订职业病危害防治计划和实施方案、建立健全职业卫生管理制度和操作规程，内容包括：①职业病危害防治责任制度；②职业病危害警示与告知制度；③职业病危害项目申报制度；④职业病防治宣传教育培训制度；⑤职业病防护设施维护检修制度；⑥职业病防护用品管理制度；⑦职业病危害监测及评价管理制度；⑧建设项目职业病防护设施"三同时"管理制度；⑨劳动者职业健康监护及其档案管理制度；⑩职业病危害事故处置与报告制度；⑪职业病危害应急救援与管理制度；⑫岗位职业卫生操作规程；⑬法律、法规、规章规定的其他职业病防治制度

(续表)

	建设项目管理	落实建设项目职业病防护设施"三同时"制度,对新建、扩建、改建建设项目和技术改造、技术引进项目开展"三同时"工作 (1) 编制有《职业病危害预评价报告书》 (2) 职业病危害预评价报告应当对建设项目可能产生的职业病危害因素及其对工作场所和劳动者健康的影响作出评价 (3) 确定危害类别和职业病防护措施 (4) 建设项目的职业病防护设施设计应当符合国家职业卫生标准和卫生要求 (5) 职业病防护设施要求与主体工程同时设计、同时施工、同时投入生产和使用 (6) 进行职业病危害控制效果评价,编制有《职业病危害控制效果评价报告书》
	职业病危害 项目申报	如实、及时开展工作场所职业病危害项目申报(查看申报回执及申报表)
	职业卫生培训	(1) 主要负责人和职业卫生管理人员应当接受职业卫生培训 1) 培训内容包括:职业卫生相关法律、法规、规章和国家职业卫生标准;职业病危害预防和控制的基本知识;职业卫生管理相关知识;国家卫生健康委员会规定的其他内容 2) 主要负责人初次培训需16学时,继续教育8学时;职业健康管理人员初次培训需16学时,继续教育8学时 (2) 劳动者进行上岗前的职业卫生培训和在岗期间的定期职业卫生培训 1) 培训内容包括:职业卫生相关法律、法规、规章和国家职业卫生标准和操作规程 2) 上岗前培训需8学时;继续教育8学时
	工作场所职业病 危害因素检测 与评价	(1) 用人单位定期对工作场所进行职业病危害因素检测、评价,检测评价报告存入用人单位职业卫生档案 1) 职业病危害严重的用人单位,应当委托具有相应资质的职业卫生技术服务机构,每年至少进行一次职业病危害因素检测,每三年至少进行一次职业病危害现状评价 2) 职业病危害一般的用人单位,应当委托具有相应资质的职业卫生技术服务机构,每三年至少进行一次职业病危害因素检测 (2) 检测评价结果向劳动者公布:查看公示栏公示情况 (3) 现场核实工作场所职业病危害因素检测与评价所涉及的职业病危害因素应与实际职业病危害作业岗位是否一致 (4) 核查检测报告单位是否具备相应资质
	职业病危害 告知、公布	(1) 劳动合同中应包括劳动者可能产生的职业病危害及其后果、职业病防护措施和待遇等如实告知劳动者(因工作岗位或者工作内容变更,用人单位也应向劳动者如实履行危害告知义务) (2) 在醒目位置设置公告栏,公布相关内容,包括有关职业病防治的规章制度、操作规程、职业病危害事故应急救援措施、工作场所职业病危害因素检测结果

(续表)

		职业健康监护	（1）对从事接触职业病危害作业的劳动者应按规定组织上岗前、在岗期间和离岗时的职业健康检查 1）职业健康检查类别、期限、职业病危害因素种类与劳动者实际情况是否一致 2）不得安排未成年工从事接触职业病危害的作业 3）不得安排孕期、哺乳期的女职工从事对本人和胎儿、婴儿有危害的作业 （2）用人单位组织劳动者进行职业健康检查后应将检查结果书面告知劳动者(可以电子邮件或者书面告知,有书面告知及签收的材料) （3）用人单位应当为劳动者建立职业健康监护档案,并按照规定的期限长期妥善保存(档案内容包括劳动者的职业史、职业病危害接触史、职业健康检查结果和职业病诊疗等有关个人健康资料) （4）劳动者离开用人单位时,有权索取本人职业健康监护档案复印件,用人单位是否如实、无偿提供,并在所提供的复印件上签章 （5）职业健康检查费用是否存在由劳动者个人承担情况
		警示标识和警示说明、中文说明书	现场查看职业病危害岗位警示标识设置情况 （1）存在或者产生高毒物品的作业岗位,应当按照《高毒物品作业岗位职业病危害告知规范(GBZ/T 203)》的规定,在醒目位置设置高毒物品告知卡,告知卡应当载明高毒物品的名称、理化特性、健康危害、防护措施及应急处理等告知内容与警示标识 （2）在或者产生职业病危害的工作场所、作业岗位、设备、设施,应当按照《工作场所职业病危害警示标识(GB Z158)》的规定,在醒目位置设置图形、警示线、警示语句等警示标识和中文警示说明。警示说明应当载明产生职业病危害的种类、后果、预防和应急处置措施等内容
		职业病防护设施、用品	（1）职业病防护设施配备运行情况(现场查看岗位配备情况及运行情况,是否存在私自拆除或停用情况) （2）劳动者个人使用职业病防护用品情况(现场查看配备及佩戴情况,查看购买及领用分发记录) （3）用人单位为劳动者个人提供的职业病防护用品是否符合防治职业病的要求 （4）是否存在以发放钱物替代发放职业病防护用品情况 （5）职业病防护设备、应急救援设施和个人使用的职业病防护用品维护、检修、检测情况(查看维护、检修、检测记录)
		职业病诊断与病人保障	（1）用人单位是否如实提供职业病诊断、鉴定所需的材料,包括劳动者职业史、职业病危害接触史和工作场所职业病危害因素检测结果等 （2）发现职业病病人或者疑似职业病病人时,是否及时向所在地卫生行政部门报告 （3）用人单位应当及时安排对疑似职业病病人进行诊断,在疑似职业病病人诊断或者医学观察期间,是否存在擅自解除或者终止与其订立的劳动合同
		职业卫生档案	查看职业卫生档案,内容包括: （1）职业病防治责任制文件 （2）职业卫生管理规章制度、操作规程

(续表)

		(3) 工作场所职业病危害因素种类清单、岗位分布以及作业人员接触情况等资料 (4) 职业病防护设施、应急救援设施基本信息，以及其配置、使用、维护、检修与更换等记录 (5) 工作场所职业病危害因素检测、评价报告与记录 (6) 职业病防护用品配备、发放、维护与更换等记录 (7) 主要负责人、职业卫生管理人员和职业病危害严重工作岗位的劳动者等相关人员职业卫生培训资料 (8) 职业病危害事故报告与应急处置记录 (9) 劳动者职业健康检查结果汇总资料，存在职业禁忌证、职业健康损害或者职业病的劳动者处理和安置情况记录 (10) 建设项目职业病防护设施"三同时"有关资料 (11) 职业病危害项目申报等有关回执或者批复文件 (12) 其他有关职业卫生管理的资料或者文件
	应急救援	(1) 对可能发生急性职业损伤的有毒、有害工作场所，用人单位是否设置报警装置，配置现场急救用品、冲洗设备、应急撤离通道和必要的泄险区(现场急救用品、冲洗设备等应当设在可能发生急性职业损伤的工作场所或者邻近地点，一般在10秒内能够到达，并在醒目位置设置清晰的标识)(GB/T 38144.2—2019) (2) 发生或者可能发生急性职业病危害事故时，用人单位应立即采取应急救援和控制措施并按照规定及时报告
	放射工作场所和放射性同位素的运输、贮存	对放射工作场所和放射性同位素的运输、贮存，用人单位必须配置防护设备和报警装置，保证接触放射线的工作人员佩戴个人剂量计
	其他要求	(1) 任何单位和个人不得生产、经营、进口和使用国家明令禁止使用的可能产生职业病危害的设备或者材料 (2) 用人单位对采用的技术、工艺、设备、材料，应当知悉其产生的职业病危害，不得对有职业病危害的技术、工艺、设备、材料隐瞒其危害而采用 (3) 国内首次使用或者首次进口与职业病危害有关的化学材料，应按照规定报送毒性鉴定资料以及经有关部门登记注册或者批准进口的文件 (4) 任何单位和个人不得将产生职业病危害的作业转移给不具备职业病防护条件的单位和个人，不具备职业病防护条件的个人不得接受产生职业病危害的作业 (5) 违章指挥和强令劳动者进行没有职业病防护措施的作业
现场检测	现场采样	无
	现场快检	噪声

五、常用行政处罚案由办案指引

本办案指引主要包括对职业卫生专业实施行政处罚所涉及的常见行政处罚案由及其执法依据、常见违法情形、检查要点(检查前准备、检查内容及要求)、应收集证据种类及证明内容、适用法律法规及违反条款、处罚条款、引用标准及规范性文件等进行了汇总。

案由(一):未按照规定及时、如实向卫生行政部门申报产生职业病危害的项目案

表2-8 职业卫生常见案由(一)

执法依据	《中华人民共和国职业病防治法》第九条		县级以上地方人民政府、卫生行政部门、劳动保障行政部门依据各自职责,负责本行政区域内职业病防治的监督管理工作。县级以上地方人民政府有关部门在各自的职责范围内负责职业病防治的有关监督管理工作
常见违法情形	(1) 用人单位在职业活动中涉及存在职业病危害的新建、改建、扩建、技术改造或者技术引进建设项目的,在竣工验收之日起30日内未向卫生行政部门申报职业病危害项目 (2) 已按规定申报但未对所有存在的职业病危害项目内容进行如实申报以及因技术、工艺、设备或者材料等发生变化导致原职业病危害因素及其相关内容发生重大变化而未在变更后15日内作变更申报 (3) 用人单位已进行申报,但是申报项目不全		
检查要点	检查前准备	文书资料	现场笔录、询问笔录、责令改正通知书、委托书、监督意见书等
		基础信息	包括一户一档信息、既往监管信息、行政处罚信息、投诉举报查处信息等(①打印申报回执及申报表;②无申报信息,截图打印)
		仪器设备	声级计等
		取证工具	执法记录仪、照相机、录音笔等
	检查内容及要求		(1) 出示监督证,说明来意,告知权益;规范着装,文明用语;佩戴执法记录仪,全程开启执法记录仪 (2) 查看用人单位生产情况,包括生产的产品、工艺流程、原辅材料等,记录作业岗位和存在的危害因素 (3) 用人单位建设项目开展职业病危害预评价、防护设施设计以及控制效果评价、防护设施验收情况 (4) 查看用人单位提供的检测评价或控效报告等,确认存在的职业病危害项目 (5) 查看用人单位的职业病危害项目申报回执及申报表
证据种类及证明内容	现场笔录		用人单位职业病危害项目申报情况
	视听资料		现场照片或视频、视听资料(生产过程、存在危害项目岗位)
	书证		(1)《营业执照》(属于母机构或母公司的分支机构、子公司的材料):证明主体资质 (2) 工作人员及谈话人身份证复印件、委托书:证明工作人员及谈话人身份信息 (3)《职业病危害项目申报》回执及申报表:确认是否申报及申报项目情况 (4) 原辅材料MSDS、检测评价或控效报告等:证明存在的职业病危害项目 (5) 检测报告:证明存在的职业病危害项目及岗位、浓度等
	当事人的陈述		询问笔录: (1) 谈话人为法定代表人、自然人或持有《委托书》的工作人员 (2) 确认谈话人身份信息 (3) 确认责任主体和违法事实
	证人证言		询问笔录: (1) 管理人员或劳动者 (2) 确认谈话人身份信息 (3) 确认违法事实

(续表)

适用法律法规	《中华人民共和国职业病防治法》
违反条款及内容	《中华人民共和国职业病防治法》第十六条第二款 用人单位工作场所存在职业病目录所列职业病的危害因素的,应当及时、如实向所在地卫生行政部门申报危害项目,接受监督
处罚条款及内容	《中华人民共和国职业病防治法》第七十一条第(二)项 用人单位违反本法规定,有下列行为之一的,由卫生行政部门责令限期改正,给予警告,并可处5万元以上10万元以下的罚款:(一)未按照规定及时、如实向卫生行政部门申报产生职业病危害的项目的
引用标准及规范性文件	《职业病危害因素分类目录》 《用人单位职业病危害告知与警示管理规范》 《关于开展职业卫生分类监督执法试点工作的通知》 《工作场所有害因素职业接触限值(化学有害因素)(GB Z2.1—2019)》

案由(二):未按照规定对工作场所职业病危害因素进行检测、评价案

表2-9 职业卫生常见案由(二)

执法依据	《中华人民共和国职业病防治法》第九条		县级以上地方人民政府、卫生行政部门、劳动保障行政部门依据各自职责,负责本行政区域内职业病防治的监督管理工作。县级以上地方人民政府有关部门在各自的职责范围内负责职业病防治的有关监督管理工作
常见违法情形	(1) 未定期开展工作场所职业病危害因素检测评价(职业病危害一般的单位3年未开展职业病危害因素检测;职业病危害严重的单位未开展每年的定期检测,3年未开展职业病危害现状评价) (2) 工作场所职业病危害因素检测评价不全(现场查见工作场所内的一个或多个岗位及涉及职业病项目未能开展检测评价) (3) 未取得职业卫生技术服务资质认可的单位出具的工作场所职业病危害因素检测评价报告		
检查要点	检查前准备	文书资料	现场笔录、询问笔录、责令改正通知书、委托书、监督意见书等
		基础信息	包括一户一档信息、既往监管信息、行政处罚信息、投诉举报查处信息等
		仪器设备	粉尘、毒物、噪声仪等
		取证工具	执法记录仪、照相机、录音笔等
	检查内容及要求		(1) 两名监督员、规范着装;佩戴执法记录仪、出示监督证;说明来意,告知权益 (2) 查看用人单位生产情况,包括生产的产品、工艺流程、原辅材料等,记录作业岗位 (3) 用人单位建设项目开展职业病危害预评价、防护设施设计以及控制效果评价、防护设施验收情况 (4) 查看用人单位提供的检测评价或控制效果评价报告
证据种类及证明内容	现场笔录		详细记录用人单位职业病危害因素检测评价情况
	视听资料		现场照片或视频、视听资料(生产过程、存在危害项目岗位)
	书证		(1)《营业执照》(属于母机构或母公司的分支机构、子公司的材料);证明主体资质 (2) 工作人员及谈话人身份证复印件、委托书;证明工作人员及谈话人身份信息

(续表)

		(3)《职业病危害项目申报》回执及申报表:确认是否申报及工作场所涉及的职业病危害因素申报情况 (4) 原辅材料 MSDS、检测评价或控效报告等:证明存在的职业病危害项目 (5) 检测报告:证明存在的职业病危害项目及岗位、浓度等
	当事人的陈述	询问笔录: (1) 谈话人为法定代表人、自然人或持有《委托书》的工作人员 (2) 确认谈话人身份信息 (3) 确认责任主体和违法事实
	证人证言	询问笔录: (1) 管理人员 (2) 确认谈话人身份信息 (3) 确认违法事实
适用法律法规	《中华人民共和国职业病防治法》	
违反条款及内容	《中华人民共和国职业病防治法》第二十六条第一款 用人单位应当按照国务院卫生行政部门的规定,定期对工作场所进行职业病危害因素检测、评价。检测、评价结果存入用人单位职业卫生档案,定期向所在地卫生行政部门报告并向劳动者公布	
处罚条款及内容	《中华人民共和国职业病防治法》第七十二条第(四)项 用人单位违反本法规定,有下列行为之一的,由卫生行政部门给予警告,责令限期改正,逾期不改正的,处 5 万元以上 20 万元以下的罚款;情节严重的,责令停止产生职业病危害的作业,或者提请有关人民政府按照国务院规定的权限责令关闭:……(四) 未按照规定对工作场所职业病危害因素进行检测、评价的	
引用标准及规范性文件	《建设项目职业病危害风险分类管理目录》	

案由(三):未提供职业病防护设施和个人使用的职业病防护用品,或者提供的职业病防护设施和个人使用的职业病防护用品不符合国家职业卫生标准和卫生要求案

表 2-10 职业卫生常见案由(三)

执法依据	《中华人民共和国职业病防治法》第九条		县级以上地方人民政府、卫生行政部门、劳动保障行政部门依据各自职责,负责本行政区域内职业病防治的监督管理工作。县级以上地方人民政府有关部门在各自的职责范围内负责职业病防治的有关监督管理工作
常见违法情形	对于工作场所内逸散粉尘、逸散毒物的工作岗位,未设置局部排风除尘设施和排毒设备 未对工作场所内接触粉尘、毒物的劳动者配备个人防护用品(慎重) 用人单位提供给劳动者的个人劳动防护用品(口罩等)不符合国家职业卫生标准		
检查要点	检查前准备	文书资料	现场笔录、询问笔录、责令改正通知书、委托书、监督意见书等
		基础信息	包括一户一档信息、既往监管信息、行政处罚信息、投诉举报查处信息等

(续表)

		仪器设备	粉尘、毒物、噪声仪等
		取证工具	执法记录仪、照相机、录音笔等
	检查内容及要求		出示监督证,说明来意,告知权益;规范着装,文明用语;佩戴执法记录仪,全程开启执法记录仪 查看用人单位生产情况,包括生产的产品、工艺流程、原辅材料等 用人单位工作场所抽查各个岗位的劳动者,记录他们现场作业情况,现场检查职业病防护设施的设置、运行及个人防护用品的使用情况
证据种类及证明内容	现场笔录		用人单位工作场所内涉及粉尘、毒物的岗位是否设置职业病防护设施,现场是否正在使用,记录接触粉尘、毒物岗位的劳动者是否佩戴个人职业病防护用品
	视听资料		现场照片或视频、视听资料(涉及粉尘、毒物操作岗位职业病防护设施设置情况,劳动者佩戴个人防护用品情况)
	书证		(1)《营业执照》《职业病危害项目申报》回执及申报表:证明主体资质 (2) 工作人员及谈话人身份证复印件、委托书:证明工作人员及谈话人身份信息 (3) 用人单位提供职业病防护设施的配备及日常维护书面记录;提供当年采购的个人防护用品的清单,购买发票、领用记录、防护用品的检验报告等质量证明文件,及抽查的劳动者的劳动合同(职业病危害告知材料)
	当事人的陈述		询问笔录: (1) 谈话人为法定代表人、自然人或持有《委托书》的工作人员 (2) 确认谈话人身份信息 (3) 确认责任主体和违法事实
	证人证言		询问笔录: (1) 管理人员或劳动者 (2) 确认谈话人身份信息 (3) 确认违法事实
适用法律法规	《中华人民共和国职业病防治法》		
违反条款及内容	《中华人民共和国职业病防治法》第二十二条第二款 用人单位必须采用有效的职业病防护设施,并为劳动者提供个人使用的职业病防护用品		
处罚条款及内容	《中华人民共和国职业病防治法》第七十二条第(二)项 用人单位违反本法规定,有下列行为之一的,由卫生行政部门给予警告,责令限期改正,逾期不改正的,处5万元以上20万元以下的罚款;情节严重的,责令停止产生职业病危害的作业,或者提请有关人民政府按照国务院规定的权限责令关闭;(二)未提供职业病防护设施和个人使用的职业病防护用品,或者提供的职业病防护设施和个人使用的职业病防护用品不符合国家职业卫生标准和卫生要求的		
引用标准及规范性文件	《工作场所职业卫生管理规定》		

案由(四):未按照规定组织职业健康检查、建立职业健康监护档案或者未将检查结果书面告知劳动者案

表2-11 职业卫生常见案由(四)

执法依据	《中华人民共和国职业病防治法》第九条		县级以上地方人民政府、卫生行政部门、劳动保障行政部门依据各自职责,负责本行政区域内职业病防治的监督管理工作。县级以上地方人民政府有关部门在各自的职责范围内负责职业病防治的有关监督管理工作
常见违法情形	(1) 未按规定组织在岗期间、离岗时的职业健康检查 (2) 在岗期间职业健康检查周期不符合规定 (3) 组织开展在岗期间、离岗时的职业健康检查项目不全 (4) 在岗期间职业健康检查结果复查的未按规定进行复查 (5) 未建立职业健康监护档案 (6) 建立职业健康监护档案内容不齐全 (7) 体检结果未告知劳动者或未以书面形式告知劳动者检查结果		
检查要点	检查前准备	文书资料	现场笔录、询问笔录、责令改正通知书、委托书、监督意见书等
		基础信息	包括一户一档信息、既往监管信息、行政处罚信息、投诉举报查处信息等
		仪器设备	粉尘、毒物、噪声仪等
		取证工具	执法记录仪、照相机、录音笔等
	检查内容及要求		(1) 出示监督证,说明来意,告知权益;规范着装,文明用语;佩戴执法记录仪,全程开启执法记录仪 (2) 查看用人单位生产情况,包括生产的产品、工艺流程、原辅材料等 (3) 用人单位工作场所抽查各个岗位的劳动者,记录他们现场作业情况,现场检查职业病防护设施的设置、运行及个人防护用品的使用情况 (4) 现场抽查正在接触职业病危害工人姓名、身份证号及职业健康检查情况 (5) 查看劳动者职业健康监护档案(体检周期、项目以及内容是否齐全) (6) 查看体检结果告知情况(告知签收确认) (7) 查看体检结果一览表(明确项目、类别、周期等、复查结果等)
证据种类及证明内容	现场笔录		客观、真实描述现场检查情况
	视听资料		现场照片或视频、视听资料(证明劳动者接触职业危害)
	书证		(1) 《营业执照》:证明主体资质 (2) 工作人员及谈话人身份证复印件、委托书:证明工作人员及谈话人身份信息 (3) 职业健康检查一览表:确认体检项目及周期是否符合要求以及告知签收情况 (4) 原辅材料MSDS、检测评价或控效报告等:证明劳动者所在岗位接触的职业病危害情况 (5) 体检结果异常情况一览表,确认是否按规定进行复查 (6) 劳动者劳动合同、职业病危害告知材料、身份证
	当事人的陈述		询问笔录: (1) 谈话人为法定代表人、自然人或持有《委托书》的工作人员 (2) 确认谈话人身份信息 (3) 确认责任主体和违法事实

(续表)

证人证言	询问笔录： （1）劳动者及管理人员 （2）确认谈话人身份信息 （3）确认违法事实	
适用法律法规	《中华人民共和国职业病防治法》	
违反条款及内容	《中华人民共和国职业病防治法》第三十五条第一款　对从事接触职业病危害的作业的劳动者，用人单位应当按照国务院卫生行政部门的规定组织上岗前、在岗期间和离岗时的职业健康检查，并将检查结果书面告知劳动者。职业健康检查费用由用人单位承担 《中华人民共和国职业病防治法》第三十六条第一款　用人单位应当为劳动者建立职业健康监护档案，并按照规定的期限妥善保存 《中华人民共和国职业病防治法》第三十六条第二款　职业健康监护档案应当包括劳动者的职业史、职业病危害接触史、职业健康检查结果和职业病诊疗的有关个人健康资料	
处罚条款及内容	《中华人民共和国职业病防治法》第七十一条第（四）项　用人单位违反本法规定，有下列行为之一的，由卫生行政部门责令限期改正，给予警告，可以并处5万元以上10万元以下的罚款：（四）未按照规定组织职业健康检查、建立职业健康监护档案或者未将检查结果书面告知劳动者的	
引用标准及规范性文件	《工作场所职业卫生管理规定》 《职业健康技术管理规范》	

案由（五）：安排未经职业健康检查的劳动者，有职业禁忌的劳动者，未成年工或者孕期、哺乳期女职工从事接触职业病危害的作业或者禁忌作业案

表2-12　职业卫生常见案由（五）

执法依据	《中华人民共和国职业病防治法》第九条		县级以上地方人民政府、卫生行政部门、劳动保障行政部门依据各自职责，负责本行政区域内职业病防治的监督管理工作。县级以上地方人民政府有关部门在各自的职责范围内负责职业病防治的有关监督管理工作
常见违法情形	（1）劳动者入职时间未超过两年，入职时未开展过上岗前职业健康检查，也从未开展过在岗期间的职业健康检查 （2）劳动者是当年入职的，检查时，未开展其所在岗位涉及的职业病危害因素的上岗前职业健康检查 （3）劳动者转岗至接触职业病危害因素的作业岗位的未开展上岗前职业健康检查 （4）劳动者职业健康检查汇总表中体检结论为"职业禁忌"人员，现场查见仍在原工作岗位（①用人单位开具了调岗证明实际并未调岗；②用人单位从未开具调岗证明） （5）劳动者身份证年龄未满16周岁，且用人单位安排其从事接触职业病危害的作业 孕妇、哺乳期女职工从事接触职业病危害作业		
检查要点	检查前准备	文书资料	现场笔录、询问笔录、责令改正通知书、委托书、监督意见书、先行保存登记决定书等
		基础信息	包括一户一档信息、既往监管信息、行政处罚信息、投诉举报查处信息等

（续表）

		仪器设备	声级计等
		取证工具	执法记录仪、照相机等
	检查内容及要求		（1）出示监督证，说明来意，告知权益；规范着装，文明用语；佩戴执法记录仪，全程开启执法记录仪 （2）查看用人单位生产情况，包括生产的产品、工艺流程、原辅材料等 （3）现场抽查各个岗位的劳动者，记录他们所在的岗位、姓名、工种、入职时间及使用到原辅材料，接触的职业病危害因素 （4）职业病危害项目申报回执及申报表、工作场所职业病危害因素检测评价报告、用人单位近两年职业健康检查汇总表、抽查劳动者的劳动合同及职业病危害告知材料、职业禁忌人员调岗证明材料
证据种类及证明内容	现场笔录		当事人是否当场提供现场抽查的劳动者的职业健康检查个人体检表及个人职业健康监护档案，近两年劳动者职业健康检查汇总表
	视听资料		现场照片或视频、视听资料（检查中现场拍摄正在岗位作业的劳动者）
	书证		（1）《营业执照》《职业病危害项目申报》回执及申报表：证明主体资质 （2）工作人员及谈话人身份证复印件、委托书：证明工作人员及谈话人身份信息 （3）用人单位提供最近的工作场所职业病危害因素检测评价报告（现状评价报告）、用人单位全体劳动者花名册、近两年劳动者职业健康检查汇总表、劳动者合同及职业危害告知材料、身份证
	当事人的陈述		询问笔录： （1）谈话人为法定代表人、自然人或持有《委托书》的工作人员 （2）确认谈话人身份信息 （3）确认责任主体和违法事实
	证人证言		询问笔录： （1）劳动者 （2）确认谈话人身份信息 （3）确认违法事实
适用法律法规			《中华人民共和国职业病防治法》
违反条款及内容			《中华人民共和国职业病防治法》第三十五条第二款　用人单位不得安排未经上岗前职业健康检查的劳动者从事接触职业病危害的作业；不得安排有职业禁忌的劳动者从事其所禁忌的作业 《中华人民共和国职业病防治法》第三十八条　用人单位不得安排未成年工从事接触职业病危害的作业；不得安排孕期、哺乳期的女职工从事对本人和胎儿、婴儿有危害的作业
处罚条款及内容	colspan=3		《中华人民共和国职业病防治法》第七十五条第（七）项　违反本法规定，有下列情形之一的，由卫生行政部门责令期限治理，并处5万元以上30万元以下的罚款；情节严重的，责令停止产生职业危害的作业，或者提请有关人民政府按照国务院规定的权限责令关闭 （七）安排未经职业健康检查的劳动者、有职业禁忌的劳动者、未成年工或者孕期、哺乳期女职工从事接触职业病危害的作业或者禁忌作业的
引用标准及规范性文件	colspan=3		《工作场所职业卫生管理规定》 《女职工劳动保护规定》 《职业健康监护技术规范》

案由(六):未按照规定公布有关职业病防治的规章制度、操作规程、职业病危害事故应急救援措施案

表 2-13 职业卫生常见案由(六)

执法依据	《中华人民共和国职业病防治法》第九条		县级以上地方人民政府、卫生行政部门、劳动保障行政部门依据各自职责,负责本行政区域内职业病防治的监督管理工作。县级以上地方人民政府有关部门在各自的职责范围内负责职业病防治的有关监督管理工作
常见违法情形	(1) 未在工作场所内醒目位置设置公告栏,并按照规定公示有关职业病防治的规章制度、操作规程、职业病危害事故应急救援措施 (2) 设置有公告栏,但公示内容不全		
检查要点	检查前准备	文书资料	现场笔录、询问笔录、责令改正通知书、委托书、监督意见书、先行保存登记决定书等
		基础信息	包括一户一档信息、既往监管信息、行政处罚信息、投诉举报查处信息等
		仪器设备	/
		取证工具	执法记录仪、照相机、录音笔等
	检查内容及要求		(1) 出示监督证,说明来意,告知权益;规范着装,文明用语,佩戴执法记录仪,全程开启执法记录仪 (2) 查看用人单位生产情况,包括生产的产品、工艺流程、原辅材料等 (3) 检查用人单位是否设置公告栏,公布有关职业病防治的规章制度、操作规程、职业病危害事故应急救援措施 (4) 查看用人单位是否建立健全职业卫生管理制度和操作规程;是否建立健全职业卫生管理制度和操作规程;是否建立健全职业病危害事故应急救援预案(分别有相应的书面形式的证明材料)
证据种类及证明内容	现场笔录		当事人是否在生产车间或者其他醒目位置公布有关职业病防治的规章制度、操作规程、职业病危害事故应急救援措施(公布是否齐全)
	视听资料		现场照片或视频、视听资料(检查中询问是否公示,让用人单位告知在哪公示相关材料,现场查看公示栏并拍照)、询问调查中(当事人事后进行了整改,公示的照片)
	书证		(1)《营业执照》或个人身份信息:证明主体资质 (2) 工作人员及谈话人身份证复印件、委托书:证明工作人员及谈话人身份信息 (3)《职业病危害项目申报》回执及申报表;用人单位提供的职业卫生管理制度和操作规程、职业病危害事故应急救援预案(是否建立健全职业卫生管理制度和操作规程;是否建立健全职业病危害事故应急救援预案)
	当事人的陈述		询问笔录: (1) 谈话人为法定代表人、自然人或持有《委托书》的工作人员 (2) 确认谈话人身份信息 (3) 确认责任主体和违法事实
	证人证言		询问笔录: (1) 劳动者 (2) 确认谈话人身份信息 (3) 确认违法事实

(续表)

适用法律法规	《中华人民共和国职业病防治法》
违反条款及内容	《中华人民共和国职业病防治法》第二十四条第一款　产生职业病危害的用人单位,应当在醒目位置设置公告栏,公布有关职业病防治的规章制度、操作规程、职业危害事故应急救援措施和工作场所职业病危害因素检测结果
处罚条款及内容	《中华人民共和国职业病防治法》第七十条第(三)项　违反本法规定,有下列行为之一的,由卫生行政部门给予警告,责令限期改正;逾期不改正的,处10万元以下的罚款:(三)未按照规定公布有关职业病防治的规章制度、操作规程、职业病危害事故应急救援措施的
引用标准及规范性文件	《用人单位职业病危害告知与警示管理规范》《工作场所职业病危害警示标识》

案由(七):未按照规定组织劳动者进行职业卫生培训,或者未对劳动者个人职业病防护采取指导、督促措施案

表2-14　职业卫生常见案由(七)

执法依据	《中华人民共和国职业病防治法》第九条		县级以上地方人民政府、卫生行政部门、劳动保障行政部门依据各自职责,负责本行政区域内职业病防治的监督管理工作。县级以上地方人民政府有关部门在各自的职责范围内负责职业病防治的有关监督管理工作
常见违法情形	(1)未对新入职的劳动者进行上岗前职业卫生培训 (2)未对劳动者开展在岗期间职业卫生培训 (3)现场查见劳动者随身携带了耳塞、呼吸防护用品等个人职业病防护用品,但是车间上岗操作时未能按照规定佩戴		
检查要点	检查前准备	文书资料	现场笔录、询问笔录、责令改正通知书、委托书、监督意见书、先行保存登记决定书等
		基础信息	包括一户一档信息、既往监管信息、行政处罚信息、投诉举报查处信息等
		仪器设备	声级计
		取证工具	执法记录仪、照相机、录音笔等
	检查内容及要求		(1)出示监督证,说明来意,告知权益;规范着装,文明用语;佩戴执法记录仪,全程开启执法记录仪 (2)查看用人单位生产情况,包括生产的产品、工艺流程、原辅材料等 (3)现场抽查几个不同岗位的劳动者,记录他们岗位及工种情况,查看职业病防护设施的设置及个人防护用品的使用情况 (4)制作现场笔录时:用人单位《职业病危害项目申报》回执及申报表,工作场所职业病危害因素检测评价报告,用人单位近两年职业健康检查汇总表(要求用人单位提供对劳动者开展职业卫生培训的书面材料,内含劳动者签到材料,劳动者个人防护用品领用记录)

(续表)

证据种类及证明内容	现场笔录	劳动者的职业卫生培训记录,劳动者的个人防护用品的领用记录
	视听资料	现场照片或视频、视听资料
	书证	(1)《营业执照》《职业病危害项目申报》回执及申报表:证明主体资质 (2) 工作人员及谈话人身份证复印件、委托书:证明工作人员及谈话人身份信息 (3) 用人单位提供的劳动者花名册(里面包括新入职人员、老职工及离岗职工)及员工的在岗期间、岗前职业卫生培训签到记录,考核卷等书面材料
	当事人的陈述	询问笔录: (1) 谈话人为法定代表人、自然人或持有《委托书》的工作人员 (2) 确认谈话人身份信息 (3) 确认责任主体和违法事实
	证人证言	询问笔录: (1) 劳动者本人 (2) 确认谈话人身份信息 (3) 确认违法事实
适用法律法规	《中华人民共和国职业病防治法》	
违反条款及内容	《中华人民共和国职业病防治法》第三十四条第二款　用人单位应当对劳动者进行上岗前的职业卫生培训和在岗期间的定期职业卫生培训,普及职业卫生知识,督促劳动者遵守职业病防治法律、法规、规章和操作规程,指导劳动者正确使用职业病防护设备和个人使用的职业病防护用品	
处罚条款及内容	《中华人民共和国职业病防治法》第七十条第(四)项　违反本法规定,有下列行为之一的,由卫生行政部门给予警告,责令限期改正;逾期不改正的,处10万元以下的罚款:(四)未按照规定组织劳动者进行职业卫生培训,或者未对劳动者个人职业病防护采取指导、督促措施的	
引用标准及规范性文件	《国家卫生健康委办公厅关于进一步加强用人单位职业健康培训工作的通知》	

案由(八):未按照规定在产生严重职业病危害的作业岗位醒目位置设置警示标识和中文警示说明案

表2-15　职业卫生常见案由(八)

执法依据	《中华人民共和国职业病防治法》第九条	县级以上地方人民政府、卫生行政部门、劳动保障行政部门依据各自职责,负责本行政区域内职业病防治的监督管理工作。县级以上地方人民政府有关部门在各自的职责范围内负责职业病防治的有关监督管理工作
常见违法情形	(1) 用人单位工作场所对产生严重职业病危害的作业岗位未设置警示标识和中文警示说明 (2) 用人单位工作场所对产生严重职业病危害的作业岗位设置了警示标识或者警示标识不全,未设置中文警示说明	

（续表）

检查要点	检查前准备	文书资料	现场笔录、询问笔录、责令改正通知书、委托书、监督意见书、先行保存登记决定书等
		基础信息	包括一户一档信息、既往监管信息、行政处罚信息、投诉举报查处信息等
		仪器设备	/
		取证工具	执法记录仪、照相机、录音笔等
	检查内容及要求		（1）出示监督证，说明来意，告知权益；规范着装，文明用语；佩戴执法记录仪，全程开启执法记录仪 （2）查看用人单位生产情况，包括生产的产品、工艺流程、原辅材料等 （3）根据职业病危害项目申报表、职业病危害因素检测报告现场查看存在严重职业病危害岗位的职业病危害警示标识和中文警示说明的设置情况〔根据《用人单位职业病危害告知与警示标识管理规范的通知》（安监总厅安健〔2014〕111号）第十六条的规定，严重职业病危害因素指：①矽尘或石棉粉尘；②存在"致癌""致畸"等有害物质或者可能导致急性职业性中毒的；③放射性危害〕
证据种类及证明内容	现场笔录		严重职业病危害岗位的职业病危害警示标识和中文警示说明的设置情况
	视听资料		现场照片或视频、视听资料（检查中现场拍摄严重职业病危害因素岗位、职业病危害警示标识设置情况）
	书证		（1）《营业执照》《职业病危害项目申报》回执及申报表：证明主体资质 （2）工作人员及谈话人身份证复印件、委托书：证明工作人员及谈话人身份信息 （3）用人单位提供的最近的工作场所职业病危害因素检测评价报告（现状评价报告）
	当事人的陈述		询问笔录： （1）谈话人为法定代表人、自然人或持有《委托书》的工作人员 （2）确认谈话人身份信息 （3）确认责任主体和违法事实
	证人证言		询问笔录： （1）现场作业的劳动者或管理人员 （2）确认谈话人身份信息 （3）确认违法事实
适用法律法规	《中华人民共和国职业病防治法》		
违反条款及内容	《中华人民共和国职业病防治法》第二十四条第二款　对产生严重职业病危害的作业岗位，应当在其醒目位置，设置警示标识和中文警示说明。警示说明应当载明产生职业病危害的种类、后果、预防以及应急救治措施等内容		
处罚条款及内容	《中华人民共和国职业病防治法》第七十一条第四项　用人单位违反本法规定，有下列行为之一的，由卫生行政部门责令限期改正，给予警告，可以并处5万元以上10万元以下的罚款：（四）未按照规定组织职业健康检查、建立职业健康监护档案或者未将检查结果书面告知劳动者的		
引用标准及规范性文件	《用人单位职业病危害告知与警示管理规范》 《工作场所职业病危害警示标识》		

六、现场检测仪器设备操作及采样要求

(一) 工作场所物理因素测量(噪声)

1. 适用范围·适用于工作场所生产性噪声的测量。

2. 测量仪器

(1) 声级计:2 型或以上,具有 A 计权,"S(慢)"档。

(2) 积分声级计:2 型或以上,具有 A 计权,"S(慢)"档和"peak"(峰值)档。

3. 测量方法

(1) 现场调查:为正确选择测量点、测量方法和测量时间等,必须在测量前对工作场所进行现场调查。调查内容主要包括:①工作场所的面积、空间、工艺区划、噪声设备布局等,绘制略图。②工作流程的划分、各生产程序的噪声特征、噪声变化规律等。③预测量,判定噪声是否稳态、分布是否均匀。④工作人员的数量、工作路线、工作方式、停留时间等。

(2) 测量仪器的准备

1) 测量仪器选择:固定的工作岗位选用声级计;流动的工作岗位优先选用个体噪声剂量计,或对不同的工作地点使用声级计分别测量,并计算等效声级。

2) 测量前应根据仪器校正要求对测量仪器校正。

3) 积分声级计或个人噪声剂量计设置为 A 计权、"S(慢)"档,取值为声级 L_{pA} 或等效声级 L_{Aeq};测量脉冲噪声时使用"Peak(峰值)"档。

(3) 测点选择

1) 工作场所声场分布均匀[测量范围内 A 声级差别<3 dB(A)],选择 3 个测点,取平均值。

2) 工作场所声场分布不均匀时,应将其划分若干声级区,同一声级区内声级差<3 dB(A)。每个区域内,选择 2 个测点,取平均值。

3) 劳动者工作是流动的,在流动范围内,对工作地点分别进行测量,计算等效声级。

(4) 测量:GBZ/T 189.8—2007

1) 传声器应放置在劳动者工作时耳部的高度,站姿为 1.50 m,坐姿为 1.10 m。

2) 传声器的指向为声源的方向。

3) 测量仪器固定在三脚架上,置于测点;若现场不适于放置三脚架,可手持声级计,但应保持测试者与传声器的间距>0.5 m。

4) 稳态噪声的工作场所,每个测点测量 3 次,取平均值。

5) 非稳态噪声的工作场所,根据声级变化(声级波动≥3 dB)确定时间段,测量各时间段的等效声级,并记录各时间段的持续时间。

6) 脉冲噪声测量时,应测量脉冲噪声的峰值和工作日内脉冲次数。

7) 测量应在正常生产情况下进行。工作场所风速超过 3 m/s 时,传声器应戴风罩。应尽量避免电磁场的干扰。

4. 测量记录·测量记录应该包括以下内容:测量日期、测量时间、气象条件(温度、相对湿度)、测量地点(单位、厂矿名称、车间和具体测量位置)、被测仪器设备型号和参数、测量仪器型号、测量数据、测量人员及工时记录等。

5. 注意事项·在进行现场测量时,检测人员应注意个体防护。

七、常见投诉举报处置

(一) 反映用人单位不安排接触职业病危害因素的员工体检

1. 调查依据 主要依据《中华人民共和国职业病防治法》等。
2. 调查方法

(1) 如投诉举报人留有联系方式且愿意配合,现场调查前对投诉举报人进行沟通与询问,包括劳动合同、从事岗位、接触职业病危害因素及历年职业健康检查情况等基本信息,并收集相关证据,初步判断调查重点是上岗前、在岗期间或离岗时职业健康体检,并做好电话记录。

(2) 系统查询用人单位一户一档信息,了解用人单位基本信息及申报职业病危害因素的情况。

(3) 现场调查用人单位职业病危害因素申报情况、接触职业病危害因素劳动者的职业健康体检资料。

(4) 调查举报人所述岗位,结合该作业场所职业病危害因素检测报告,确认举报人接触职业病危害因素的种类。

(5) 调查举报人的劳动合同,确认其是否为劳务派遣员工,是否为新上岗、非新上岗或已离岗员工。

(6) 对用人单位法定代表人或其委托人进行询问调查(必要时对投诉人周围的劳动者进行询问调查),确认违法主体和事实,根据调查结果依法处理。

(二) 案例情形:反映用人单位拒绝配合提供职业病诊断相关资料

1. 调查依据 主要依据《中华人民共和国职业病防治法》《职业病诊断与鉴定管理办法》等。
2. 调查方法

(1) 如投诉举报人留有联系方式且愿意配合,现场调查前对投诉举报人进行沟通与询问,包括劳动合同、从事岗位、接触职业病危害因素及历年职业健康检查情况等基本信息,并收集相关证据,初步判断调查重点是上岗前、在岗期间或离岗时职业健康体检;如投诉人未向职业病诊断机构提出过申请,需告知投诉人自行至职业病诊断机构申请职业病诊断;做好电话记录。

(2) 系统查询用人单位一户一档信息,了解用人单位基本信息及职业病危害因素的申报情况。

(3) 调查用人单位是否如实申报职业病危害因素。

(4) 调查用人单位接触职业病危害因素劳动者的职业健康体检资料,核查是否有疑似职业病人等信息。

(5) 调查举报人的岗位及职业健康体检资料,结合职业病危害因素检测情况,确认举报人接触职业病危害因素的种类。

(6) 调查举报人的劳动合同,确认其是否为劳务派遣员工,是否为新上岗、非新上岗或已离岗员工。

(7) 对用人单位法定代表人或其委托人进行询问调查,确认违法主体和事实,根据调查结果依法处理。

(8) 如用人单位已配合劳动者申请职业病诊断工作,应告知用人单位应当如实提供相关资料。

(董路燕)

第四节·放射卫生监督

一、概念

放射卫生监督是卫生健康行政部门及其委托的卫生健康监督机构依据放射卫生法律、法规、规章的规定对相对人履行法定义务的情况进行监督检查,并对相对人违法行为作出处理的卫生行政执法活动。

本章节重点对医用X射线诊断专业的放射卫生监督工作进行介绍。

二、要点释义

(一) 放射防护的目的　放射防护的目的是控制照射剂量,减少因不合理照射引起的随机性效应发生的概率,防止确定性效应、事故性照射的发生。

(二) 放射防护三原则

1. 辐射实践正当化·在辐射照射实践前,应进行正当性判断和利益、代价分析。只有这种实践使个人(包括从业者、受照者和公众)和社会从中获取的利益大于危害时,这种实践才是正当的。

2. 辐射防护最优化·在辐射照射实践前,应使防护和安全最优化。个人受照射剂量的大小、受照射人数以及受照射的可能性均保持在可以达到的尽量低水平。这种最优化应以该种照射所致个人剂量和潜在照射危险分别低于剂量约束和潜在照射危险约束为前提条件(治疗性医疗照射除外)。

3. 个人剂量限值·应对个人所受到的潜在照射危险加以限制。使来自各项获准实践的所有潜在照射所致的个人危险与正常照射剂量限值对应的健康危害处于同一数量级水平。

(三) 放射防护的方法

1. 外照射防护·外照射是指体外放射源对人体造成的照射,主要是由X射线、γ射线、中子、高能带电离子和β射线所引起。外照射防护的基本方法一般包括四种:时间防护、距离防护、屏蔽防护、控制照射强度和面积。

(1) 时间防护:个人在辐射场停留时间越长,受照总剂量越大;反之越小。

(2) 距离防护:人体受照量率与照射源距离的平方成反比。例如:距离增加一倍,受照量率为原来的四分之一。

(3) 屏蔽防护:选择合适的能减弱射线的材料进行阻隔,从而使穿透屏蔽物的射线减少。例如:患者接受X射线照射时所穿的铅衣、医生操作台前的铅玻璃等。

(4) 控制照射强度和面积:在不影响照射目的的情况下,近可能控制射线装置的出束面积和出束条件,降低工作人员和患者的受照剂量。

2. 内照射防护·内照射是指进入体内的放射性核素作为辐射源对人体的照射,可造成内照射的辐射源为非密封源(开放型放射源)。虽然放射性核素放出的α射线、β射线、γ射线等都有可能造成内照射,但是内照射防护更为重视能使器官和组织产生严重损伤的α射线和β射线。防护原则包括:防止放射性物质对空气、水和食品、工作场所的污染;阻断放射性物质进入体内的途径。

三、法律法规体系

1. 卫生法律·《中华人民共和国职业病防治法》。

2. 卫生行政法规·《放射性同位素与射线装置安全和防护条例》。

3. 卫生行政规章·《职业健康检查管理办法》《放射工作人员职业健康管理办法》《职业病诊断与鉴定管理办法》《职业卫生技术服务机构管理办法》《放射诊疗管理规定》《工作场所职业卫生管理规定》《建设项目职业病防护设施"三同时"监督管理办法》。

4. 卫生标准·《电离辐射与辐射源基本安全标准》《职业性外照射个人监测规范》《放射诊断放射防护要求》《放射工作人员健康要求及监护规范》《X射线诊断受检者(患者)个人防护用品配置与使用规范》《医用X射线诊断设备质量控制检测规范》《放射诊断放射防护要求》《放射治疗放射防护要求》《核医学放射防护要求》。

5. 卫生规范性文件·《放射工作人员健康要求及监护规范》《职业病危害因素分类目录》《职业病分类和目录》《国家职业病防治规划(2021—2025年)》。

四、现场监督要点

见表2-16。

表2-16 放射卫生现场监督要点

执法依据	《放射诊疗管理规定》第三条 第二款		县级以上地方人民政府卫生行政部门负责本行政区域内放射诊疗工作的监督管理
检查要点	检查前准备	文书资料	现场笔录、询问笔录、责令改正通知书、委托书、监督意见书、证据先行保存登记决定书、证据先行保存登记处理决定书、送达地址确认书等
		基础信息	包括一户一档信息、既往监管信息、行政处罚信息、投诉举报查处信息等
		仪器设备	X、γ射线检测仪
		取证工具	执法记录仪、照相机、录音笔等
	检查内容及要求	规范执法	两名卫生监督员;规范着装、佩戴执法记录仪;出示监督证、说明来意、告知权益
		经营状况	医疗机构是否在执业(可通过病人、医护着装、医学文书等判断)
		主体资质	确认主体资格(机构:营业执照、事业单位法人证书、民办非企业单位登记证书等;个人:当事人身份证、驾驶证、社保卡、护照等)
		机构资质	(1)《放射诊疗许可证》:按时校验,实际使用中的放射诊疗设备与核准的一致 (2)《医疗机构执业许可证》:实际开展的X射线影像诊断项目核准的诊疗科目一致 (3)《大型医用设备配置许可证》:使用的大型医用设备需有大型医用设备配置许可证 (4)涉及限制性医疗技术的,需技术备案
		工作场所安全和防护管理	(1)放射工作场所防护设施设置、使用和防护效果情况 (2)电离辐射警告标志、工作指示灯等设置情况 (3)安全连锁装置的设置和实际运行情况 (4)放射诊疗设备验收检测、状态检测以及稳定性检测开展情况 (5)放射诊疗设备合格情况

(续表)

	质量管理	建立放射防护管理组织；建立相应的规章制度
	人员管理	(1) 职业健康体检：上岗前、在岗期间(不超过2年)、离岗后、应急或事故后 (2) 个人剂量检测(常规监测1~3个月) (3) 放射工作人员培训(不超过两年) (4) 有《放射工作人员证》 (5) 相应的医务人员资质：医学影像专业的医师、放射技师
	患者告知	(1) 控制区入口处(车载要有警告标志牌)张贴有电离辐射警告标志灯和工作状态指示灯(LED、警示语句) (2) 受检者须知
	患者防护	(1) 机房内不应候诊 (2) 陪检者防护 (3) 患者及陪检者个人防护用品
	应急处置	(1) 制定应急预案 (2) 每年开展应急演练
现场检测	现场采样	无
	现场快检	X射线周围剂量当量率

五、常用行政处罚案由办案指引

办案指引主要内容包括案由名称、执法依据、常见违法情形、检查要点(检查前准备、检查内容及要求)、证据种类及证明内容、适用法律法规及违反条款、处罚条款、引用标准规范及批复等。

案由(一)：未取得放射诊疗许可从事放射诊疗工作案

表2-17 放射卫生常见案由(一)

执法依据	《放射诊疗管理规定》 第三条第二款		县级以上地方人民政府卫生行政部门负责本行政区域内放射诊疗工作的监督管理
常见违法情形	医疗机构执业许可证核准医学影像与诊断专业及二级科目，但未取得《放射诊疗许可证》		
检查要点	检查前准备	文书资料	现场笔录、询问笔录、责令改正通知书、委托书、监督意见书等
		基础信息	包括一户一档信息、既往监管信息、行政处罚信息、投诉举报查处信息等
		仪器设备	/
		取证工具	执法记录仪、照相机、录音笔等
	检查内容及要求		(1) 规范着装、佩戴执法记录仪；出示监督证、说明来意、告知权利 (2) 经营状况 (3) 主体资质(《医疗机构执业许可证》《放射诊疗许可证》《营业执照》或法人证书等)

(续表)

证据种类及证明内容		(4) 查看医疗机构执业许可证副本诊疗科目是否核准有医学影像与诊断专业及相应二级科目 (5) 查看正在使用中的放射设备,记录型号、编号等主要信息 (6) 查看出具的报告、收费等记录
	现场笔录	证明现场客观状况及涉嫌违法行为(客观、真实、内容齐全)
	视听资料	现场照片或视频:证明放射设备在使用中
	书证	(1)《营业执照》《医疗机构执业许可证》副本等复印件:证明主体资质 (2) 谈话人身份证复印件、委托书:证明谈话人身份信息 (3) 设备说明书、报告、收费等记录
	鉴定意见	无
	当事人的陈述	询问笔录: (1) 谈话人为法定代表人、自然人或持有《委托书》的工作人员 (2) 确认谈话人身份信息 (3) 确认责任主体和违法事实
	证人证言	询问笔录: (1) 放射工作人员或患者 (2) 确认谈话人身份信息 (3) 确认违法事实
适用法律法规	《放射诊疗管理规定》	
违反条款及内容	《放射诊疗管理规定》第十六条第二款 未取得《放射诊疗许可证》或未进行诊疗科目登记的,不得开展放射诊疗工作	
处罚条款及内容	《放射诊疗管理规定》第三十八条第一款第(一)项 医疗机构有下列情形之一的,由县级以上卫生行政部门给予警告、责令限期整改,并可以根据情节处以3 000元以下的罚款;情节严重的,吊销其《医疗机构执业许可证》。(一)未取得放射诊疗许可从事放射诊疗工作的	
引用标准及规范性文件	无	

案由(二):未按规定对放射诊疗工作人员进行个人剂量监测、健康检查、建立个人剂量和健康档案案

表2-18 放射卫生常见案由(二)

执法依据	《放射诊疗管理规定》第三条第二款	县级以上地方人民政府卫生行政部门负责本行政区域内放射诊疗工作的监督管理
常见违法情形	(1) 未佩戴个人剂量计 (2) 未按规定进行个人剂量监测 (3) 未按规定进行上岗前、在岗期间、离岗时的职业健康体检 (4) 未建立个人剂量档案 (5) 未建立健康档案	

(续表)

检查要点	检查前准备	文书资料	现场笔录、询问笔录、责令改正通知书、委托书、监督意见书等
		基础信息	包括一户一档信息、既往监管信息、行政处罚信息、投诉举报查处信息等
		仪器设备	/
		取证工具	执法记录仪、照相机、录音笔等
	检查内容及要求		(1) 两名监督员、规范着装;出示监督证、说明来意;佩戴执法记录仪;告知权益 (2) 经营状况 (3) 主体资质(医疗机构许可证、放射诊疗许可证、放射工作人员证等) (4) 抽查工作中的放射工作人员,是否佩戴个人剂量计 (5) 查看在岗放射工作人员的个人剂量监测报告是否齐全 (6) 查看在岗放射工作人员职业健康体检资料,是否按规定开展 (7) 查看放射工作人员的个人剂量档案和健康档案,是否建立,内容是否齐全
证据种类及证明内容	现场笔录		证明现场客观状况及涉嫌违法行为(客观、真实、内容齐全)
	视听资料		现场照片或视频:在岗工作人员个人剂量佩戴情况
	书证		(1)《营业执照》《医疗机构执业许可证》副本等复印件:证明主体资质 (2) 谈话人身份证复印件、委托书:证明谈话人身份信息 (3) 个人剂量监测报告及档案 (4) 职业健康体检资料(汇总表及档案)
	鉴定意见		无
	当事人的陈述		询问笔录: (1) 谈话人为法定代表人、自然人或持有《委托书》的工作人员 (2) 确认谈话人身份信息 (3) 确认责任主体和违法事实
	证人证言		询问笔录: (1) 放射工作人员 (2) 确认谈话人身份信息 (3) 确认违法事实
适用法律法规	《放射诊疗管理规定》		
违反条款及内容	《放射诊疗管理规定》第二十二条　放射诊疗工作人员应当按照有关规定佩戴个人剂量计 《放射诊疗管理规定》第二十三条　医疗机构应当按照有关规定和标准,对放射诊疗工作人员进行上岗前、在岗期间和离岗时的健康检查,定期进行专业及防护知识培训,并分别建立个人剂量、职业健康管理和教育培训档案		
处罚条款及内容	《放射诊疗管理规定》第四十一条第一款第(四)项　医疗机构违反本规定,有下列行为之一的,由县级以上卫生行政部门给予警告,责令限期整改;并可处10 000元以下的罚款:(四)未按时规定对放射诊疗工作人员进行个人剂量监测、健康检查、建立个人剂量和健康档案的		
引用标准及规范性文件	无		

六、现场仪器设备操作及采样要求

(一) 适用范围　适用于检测 X 射线机房外照射防护检测。

(二) 测量的仪器

(1) TES1360-数字温湿度计。

(2) 451P&451P-DE-SI型加压电离室巡测仪。

(三) 测量步骤

1. 仪器检查　测量开始前,选择合适的仪器并先进行仪器检查。
2. 现场气象条件测量
3. 本底测量　机房外设备未出束状态下,进行本底测量,并记录本底读数10次。
4. 周围剂量当量率测量

(1) 机房门沿门及门缝四周巡测,读出最高值,测点是四边缝隙和中央,共计5点,距门表面30 cm,控制室门也是同样方法。

(2) 观察窗:沿铅玻璃窗巡测,读出最高值,测点是四边中线和中央,共计5点,距窗表面30 cm。

(3) 工作人员操作位:取工作人员操作位3个点,仪器高度与人员操作位高度持平,约1 m。

(4) 机房四周墙壁:仪器高度距地面1.3 m,距墙表面30 cm,测3个点。

(5) 顶棚:距顶棚地面100 cm,测3个点。

(6) 地板(不适用于无地下层的底层):机房地面下方距楼下地面170 cm,测3个点。

(7) 管线洞口、传片箱等。

(四) 技术依据

(1) 参照《放射诊断防护要求(GBZ130-2020)》。

(2) 参照《医用X射线诊断机房卫生防护与检测评价规范(DB31/T462-2020)》。

(董路燕)

第五节·传染病防治卫生监督

传染病防治卫生监督指卫生健康行政部门及其委托的卫生健康监督机构依据相关卫生法律规范,对个人、法人和非法人组织从事与传染病防治有关事项的许可、履行传染病防治职责的行为进行监督检查,并对其行为作出处理的行政执法活动。其目的是通过对传染病防治工作实施统一的监督检查,达到预防、控制和消除传染病的发生和流行,保障人体健康和公共卫生的目标。传染病防治监督主要包括预防接种的卫生监督、传染病疫情报告的卫生监督、传染病疫情控制的卫生监督、消毒隔离制度执行情况的卫生监督、医疗废物处置情况的卫生监督和病原微生物实验室生物安全管理的卫生监督等。

《中华人民共和国传染病防治法》法定管理的传染病分为甲类、乙类和丙类。截至2022年7月31日,法定管理的三类传染病分别为甲类2种、乙类27种、丙类11种。

传染病防治的重点是控制传染源、切断传播途径和保护易感人群"三环节"。卫生行政部门按照工作职责,根据传染病防控要求,主要对有关单位人员防护措施、消毒措施、应急处置措施等落实情况进行监督检查。

《中华人民共和国传染病防治法》规定,在中华人民共和国领域内的一切单位、团体和个人,有责任和义务协助、支持和配合传染病防控工作。

一、传染病疫情报告监督

(一) 概念 国家建立传染病疫情报告制度。传染病疫情报告是预防和控制传染病流行的重要措施。医疗机构及其相关人员发现法定的传染病疫情或者发现其他传染病暴发、流行以及突发原因不明的传染病时,应当遵循疫情报告属地管理原则,按照国务院规定的或者国务院卫生健康行政部门规定的内容、程序、方式和时限报告。卫生监督机构开展对传染病报告管理工作情况的监督检查,对不履行职责的单位或个人依法进行查处。

(二) 要点释义

1. 传染病病人、疑似传染病病人·指根据国务院卫生健康行政部门发布的《中华人民共和国传染病防治法规定管理的传染病诊断标准》,符合传染病病人和疑似传染病病人诊断标准的人。

2. 责任报告单位及报告人·各级各类医疗卫生机构为责任报告单位;其执行职务的人员和乡村医生、个体开业医生均为责任疫情报告人。必须按照传染病防治法的规定进行疫情报告,履行法律规定的义务。责任疫情报告人应当按照规定的时限向卫生健康行政部门指定的卫生防疫机构报告疫情,并做疫情登记。

3. 报告病种·①法定传染病(甲类传染病、乙类传染病、丙类传染病、国家健康行政部门决定列入乙类、丙类传染病管理的其他传染病和按照甲类管理开展应急监测报告的其他传染病)。②其他传染病(省级人民政府决定按照乙类、丙类管理的其他地方性传染病和其他暴发、流行或原因不明的传染病)。③不明原因肺炎病例和不明原因死亡病例等重点监测疾病。

4. 报告时限·责任报告单位和责任疫情报告人发现甲类传染病和乙类传染病中的肺炭疽、传染性非典型肺炎、脊髓灰质炎、人感染高致病性禽流感病人或疑似病人时,或发现其他传染病和不明原因疾病暴发时,应于2小时内将传染病报告卡通过网络报告;未实行网络直报的责任报告单位应于2小时内以最快的通讯方式(电话、传真)向当地县级疾病预防控制机构报告,并于2小时内寄送出传染病报告卡。对其他乙、丙类传染病病人、疑似病人和规定报告的传染病病原携带者在诊断后,实行网络直报的责任报告单位应于24小时内进行网络报告;未实行网络直报的责任报告单位应于24小时内寄送出传染病报告卡。

任何单位和个人必须按照规定及时如实报告突发公共卫生事件与传染病疫情信息,不得瞒报、缓报、谎报或者授意他人瞒报、缓报、谎报。

(三) 法律法规体系

1. 卫生法律·《中华人民共和国传染病防治法》。
2. 卫生行政法规·《中华人民共和国传染病防治法实施办法》《突发公共卫生事件应急条例》。
3. 卫生行政规章·《医院感染管理办法》《突发公共卫生事件与传染病疫情监测信息报告管理办法》。
4. 卫生规范性文件·《传染病信息报告管理规范》。

(四) 现场监督要点 见表2-19。

表 2-19 传染病疫情报告现场监督要点

执法依据	《中华人民共和国传染病防治法》第六条第一款		国务院卫生行政部门主管全国传染病防治及其监督管理工作。县级以上地方人民政府卫生行政部门负责本行政区域内的传染病防治及其监督管理工作
	《医院感染管理办法》第四条第二款		县级以上地方人民政府卫生行政部门负责本行政区域内医院感染管理的监督管理工作
检查要点	检查前准备	文书资料	现场笔录、询问笔录、责令改正通知书、委托书、监督意见书、证据先行保存登记决定书、证据先行保存登记处理决定书、送达地址确认书等
		基础信息	包括一户一档信息、既往监管信息、行政处罚信息、投诉举报查处信息等
		仪器设备	无
		取证工具	执法记录仪、照相机、录音笔等
	检查内容及要求	规范执法	两名监督员、规范着装;出示监督证、佩戴执法记录仪;说明来意、告知权益
		经营状况	医疗机构是否在执业(可通过病人、医护着装、医学文书等判断)
		主体资质	公立机构通过事业单位法人证进行确认;民非组织通过民办非企业单位登记证书进行确认;私营机构通过营业执照进行确认
		制度管理	(1) 传染病疫情报告管理制度情况 (2) 设置专职的部门和人员 (3) 定期对医务人员进行传染病防治知识的培训
		报告管理	(1) 疫情网络直报是否正常运行(对不具备网络直报条件的医疗机构,查阅传染病报告登记记录) (2) 传染病疫情登记、报告卡填写情况 (3) 查阅诊疗门诊日志、出入院登记等 (4) 查阅检验科、放射科等设置阳性检验检测结果登记并记录 (5) 不存在瞒报、缓报、谎报传染病疫情况等
	现场检测		无

二、传染病疫情控制监督

(一)概念 卫生健康行政部门及其委托的卫生健康监督机构依据相关卫生法律规范对个人、法人和非法人组织,按照职责履行传染病疫情控制的行为进行监督检查,并对其违法行为作出处理的行政执法活动。

(二)要点释义 传染病疫情没有专门的分类标准,重大传染病疫情是突发公共卫生事件的一类,因此重大传染病疫情可以根据突发公共卫生事件进行分类,按照事件性质、危害程度、涉及范围,突发公共卫生事件划分为特别重大(Ⅰ级)、重大(Ⅱ级)、较大(Ⅲ级)和一般(Ⅳ级)四级。

1. **突发传染病** 是指突然发生,造成或者可能造成社会公众健康严重损害的重大传染病。突发传染病发生后,应依据《传染病防治法》和《突发公共卫生事件应急条例》,采取应急处理措施,及时控制疫情,消除危害,保障公众身体健康与生命安全,维护正常的社会秩序。

2. **预检分诊** · 医疗机构应实行预检、分诊制度,根据传染病的流行季节、周期和流行趋势做好特定的预检分诊工作。

3. **感染性疾病科** · 感染性疾病科是临床业务科室,负责本医疗机构传染病的分诊工作和治疗。二级以上综合医院都应设立,没有设立感染性疾病科的医疗机构应设立预检分诊点。

4. **隔离场所** · 是按照疫情防控要求,对人员进行隔离和医学观察的临时性建筑及其配套设施。场所应将医务人员和其他工作人员的通道(清洁通道)与隔离对象的通道(污染通道)完全分开,并进行合理的功能分区,包括隔离区(污染区)、工作准备区(清洁区)、卫生通过区(潜在污染区)。

(三) 法律法规体系

1. **卫生法律** · 《中华人民共和国传染病防治法》。
2. **卫生行政法规** · 《突发公共卫生事件应急条例》。
3. **卫生行政规章** · 《中华人民共和国传染病防治法实施办法》《医院感染管理办法》《突发公共卫生事件与传染病疫情监测信息报告管理办法》。
4. **卫生规范性文件** · 《传染病信息报告管理规范》。

(四) **现场监督要点** 见表2-20。

表2-20 传染病疫情控制现场监督要点

执法依据	《中华人民共和国传染病防治法》第六条第一款		国务院卫生行政部门主管全国传染病防治及其监督管理工作。县级以上地方人民政府卫生行政部门负责本行政区域内的传染病防治及其监督管理工作
	《医院感染管理办法》第四条		卫生部负责全国医院感染管理的监督管理工作。县级以上地方人民政府卫生行政部门负责本行政区域内医院感染管理的监督管理工作
检查要点	检查前准备	文书资料	现场笔录、询问笔录、责令改正通知书、委托书、监督意见书、证据先行保存登记决定书、证据先行保存登记处理决定书、送达地址确认书等
		基础信息	包括一户一档信息、既往监管信息、行政处罚信息、投诉举报查处信息等
		仪器设备	无
		取证工具	执法记录仪、照相机、录音笔等
	检查内容及要求	规范执法	两名监督员、规范着装;出示监督证,说明来意;佩戴执法记录仪;告知权益
		经营状况	医疗机构是否在执业(可通过病人、医护着装、医学文书等判断)
		主体资质	公立机构通过事业单位法人证进行确认;民非组织通过民办非企业单位登记证书进行确认;私营机构通过营业执照进行确认
		制度管理	(1) 医院感染管理的规章制度 (2) 有管理部门和管理人员 (3) 定期对医务人员进行传染病防治知识的培训
		设置管理	感染性疾病科、传染病分诊点设置规范

(续表)

	控制管理	（1）按规定为传染病病人、疑似病人提供诊疗；不具备救治能力的应将病人转移至相应救治能力的定点医疗机构 （2）设置传染病病人或疑似病人隔离控制场所、设备设施并有使用记录 （3）消毒处理传染病病原体污染的场所、物品、污水和医疗废物 （4）从事传染病诊治的医护人员、就诊病人采取相应的卫生防护措施 （5）按规定做好传染病报告
	现场检测	无

三、预检分诊监督

（一）概念 预检分诊是医疗机构门急诊对就诊人员进行初筛、合理引导就医、及时发现传染病风险、有效利用医疗资源、提高工作效率的有效手段。医疗机构应当注意询问病人有关的流行病学史、职业史，结合病人的主诉、病史、症状和体征等对来诊的病人进行传染病的预检。卫生健康行政部门及其委托的卫生健康监督机构依据相关卫生法律规范对医疗机构预检分诊开展情况进行监督检查，并对其违法行为作出处理的行政执法活动。

（二）要点释义 经预检为传染病人或者疑似传染病病人的，应当将病人分诊至感染性疾病科或者分诊点就诊，同时对接诊处采取必要的消毒措施。

医疗机构不具备相应救治能力的，应当在确保安全的前提下，按照转诊流程及时将病人转诊至具备救治能力的医疗机构。

转诊传染病病人或疑似传染病病人时，应当按照当地卫生行政部门的规定使用专用车辆。

从事传染病预检、分诊的医务人员应当严格遵守卫生管理法律、法规和有关规定，认真执行临床技术操作规范、常规以及有关工作制度。

（三）法律法规体系

1. 卫生法律·《中华人民共和国传染病防治法》。
2. 卫生行政法规·《突发公共卫生事件应急条例》。
3. 卫生行政规章·《医院感染管理办法》《医疗机构传染病预检分诊管理办法》。
4. 卫生规范性文件·《卫生部办公厅关于印发〈急性呼吸道发热病人就诊规定〉的通知》（卫办发〔2004〕第220号）、《关于印发医疗机构内新型冠状病毒感染预防与控制技术指南（第三版）的通知》（联防联控机制综发〔2021〕96号）。

（四）现场监督要点 见表2-21。

表2-21 传染病预检分诊现场监督要点

执法依据	《中华人民共和国传染病防治法》 第六条第一款	国务院卫生行政部门主管全国传染病防治及其监督管理工作。县级以上地方人民政府卫生行政部门负责本行政区域内的传染病防治及其监督管理工作
	《医疗机构传染病预检分诊管理管理办法》第十条	第十条 各级卫生行政部门应当加强对医疗机构预检分诊工作的监督管理，对违反《中华人民共和国传染病防治法》等有关法律、法规和本办法的，应当依法查处

(续表)

检查要点	检查前准备	文书资料	现场笔录、询问笔录、责令改正通知书、委托书、监督意见书、证据先行保存登记决定书、证据先行保存登记处理决定书、送达地址确认书等
		基础信息	包括一户一档信息、既往监管信息、行政处罚信息、投诉举报查处信息等
		仪器设备	无
		取证工具	执法记录仪、照相机等
	检查内容及要求	规范执法	两名监督员、规范着装;出示监督证、说明来意;佩戴执法记录仪;告知权益
		经营状况	医疗机构是否在执业(可通过病人、医护着装、医学文书等判断)
		主体资质	公立机构通过事业单位法人证进行确认;私营机构通过营业执照进行确认
			(1) 查看是否建立传染病预检、分诊制度 (2) 查看是否设立预检分诊处 (3) 预检分诊处相对独立、标志醒目(通常设立在门诊大厅,靠近大门的位置),通风良好,流程合理 (4) 预检分诊医务人员是否在岗及其职业防护情况 (5) 是否测量病人体温,发热病人发放口罩 (6) 预检分诊医务人员应清楚分诊流程(询问医务人员) (7) 经预检为传染病病人或者疑似传染病病人的,应当将病人分诊至感染性疾病科或者分诊点就诊,同时对接诊处采取必要的消毒措施 (8) 不具备传染病救治能力时,应当及时将病人转诊到具备救治能力的医疗机构诊疗,并将病历资料复印件转至相应的医疗机构 (9) 查看消毒记录和预检登记台账
		现场检测	无

四、发热门诊监督

(一) 概念 发热门诊是医院根据上级卫生健康行政部门指示设立的、符合防控标准并达到一定医疗条件的,专门用于排查疑似传染病人,治疗发热病人的专用诊区。卫生健康行政部门按照"数量适当、布局合理、条件合格、工作规范"的原则,结合当地医疗实际需求,指定医疗机构设立独立的发热门(急)诊,并将设立发热门(急)诊的医疗机构名单通过当地媒体向社会公告。卫生健康行政部门及其委托的卫生健康监督机构依据相关卫生法律规范,加强对医疗机构发热门(急)诊的设置、运行管理等开展监督管理,对其违法行为作出处理的行政执法活动。

(二) 要点释义 发热门诊主要包括办公室、值班室、休息室、示教室、穿戴防护用品区、清洁库房、更衣室、浴室、卫生间等。

1. *缓冲区*·包括存放及穿戴防护用品区、脱卸防护用品区及摆放使用后防护用品区等。
2. *污染区*·主要包括病人专用通道、预检分诊区(台)、候诊区、诊室(含备用诊室)、留观室、污物间、病人卫生间;挂号、收费、药房、护士站、治疗室、抢救室、输液观察室、检验及CT检查室、辅助功能检查室、标本采集室、污物保洁和医疗废物暂存间等。

3. "六不出门"。指在发热门诊里完成挂号、就诊、检验、检查、取药、输液等。

(三) 法律法规体系

1. 卫生法律。《中华人民共和国传染病防治法》。
2. 卫生行政法规。《突发公共卫生事件应急条例》。
3. 卫生行政规章。《医院感染管理办法》。
4. 卫生规范性文件。《国家卫生健康委办公厅关于完善发热门诊和医疗机构感染防控工作的通知(国卫办医函〔2020〕507号)》《关于印发医疗机构内新型冠状病毒感染预防与控制技术指南(第三版)的通知(联防联控机制综发〔2021〕96号)》《关于进一步加强发热门诊建设的要求(国中医药综医政函〔2022〕335号)》《关于印发〈发热门诊设置管理规范〉〈新冠肺炎定点救治医院设置管理规范〉的通知(联防联控机制医疗发〔2021〕80号)》。

(四) 现场监督要点 见表2-22。

表2-22 发热门诊现场监督要点

执法依据	《中华人民共和国传染病防治法》第六条第一款		国务院卫生行政部门主管全国传染病防治及其监督管理工作。县级以上地方人民政府卫生行政部门负责本行政区域内的传染病防治及其监督管理工作
检查要点	检查前准备	文书资料	现场笔录、询问笔录、责令改正通知书、委托书、监督意见书、证据先行保存登记决定书、证据先行保存登记处理决定书、送达地址确认书等
		基础信息	包括一户一档信息、既往监管信息、行政处罚信息、投诉举报查处信息等
		仪器设备	无
		取证工具	执法记录仪、照相机、录音笔等
	检查内容及要求	规范执法	两名监督员、规范着装;出示监督证、佩戴执法记录仪;说明来意、告知权益
		经营状况	医疗机构是否在执业(可通过病人、医护着装、医学文书等判断)
		主体资质	公立机构通过事业单位法人证进行确认;私营机构通过营业执照进行确认
		选址设置	(1) 应设置于医疗机构独立区域的独立建筑,标识醒目,具备独立出入口。新建发热门诊外墙与周围建筑或公共活动场所间距不小于20m (2) 与普通门(急)诊及医院其他区域间设置严密的硬隔离设施,不共用通道,通道之间不交叉 (3) 医院门口、门诊大厅和院区内相关区域要设立醒目的指示标识,内容包括发热门诊方位、行走线路、接诊范围及注意事项等 (4) 发热门诊要24小时开诊
		功能分区	(1) 规范设置污染区、清洁区、缓冲区,各区应设有醒目标识,各区之间有严密的物理隔断 (2) 污染区和清洁区之间应至少设置2个缓冲间,分别为个人防护用品第一脱卸间和第二脱卸间。缓冲间房门密闭性好且彼此错开,开启方向应由清洁区开向污染区

(续表)

		(3) 设有患者和医务人员专用通道,患者专用通道、出入口设在污染区一端,医务人员专用通道、出入口设在清洁区一端。通道出入口标志醒目 (4) 设有独立的候诊区 (5) 诊室:每间诊室均应为单人诊室,并至少设有1间备用室,新建的发热门诊应至少设置3间诊室和1间备用诊室 (6) 挂号、就诊、交费、标本采集、检验、辅助检查、取药、输液等所有诊疗活动在发热门诊独立完成 (7) 发热门诊的空调系统应独立设置,设新风系统。禁止使用的空调系统 (8) 三级医院留观室应不少于10~15间,二级医院留观室不少于5~10间,其他设置发热门诊的医疗机构也应设置一定数量留观室。留观室应按单人单间收治患者,每间留观室内设置独立卫生间
	医务人员管理	(1) 应根据患者数量及隔离床位数量合理配备相应数量医务人员 (2) 医务人员应开展感染控制、个人防护等知识和技能培训 (3) 严格落实首诊负责制,医务人员不得以任何理由推诿患者 (4) 医务人员在诊疗活动中坚持标准预防,在标准预防的基础上,根据诊疗操作的风险高低进行额外防护 (5) 应熟练掌握相关疾病流行病学特点、诊断标准、鉴别诊断要点、治疗原则,以及医院感染控制、消毒隔离、个人防护和传染病报告要求等
	医疗设施设备配置	(1) 包括手持脉搏血氧饱和度测定仪、心电监护仪(配置工作站)、心电图机、除颤仪、无创呼吸机、心肺复苏仪,治疗车、抢救车、输液车、污物车、氧气设备、负压吸引设备等 (2) 应配置独立的CT,相应检验类设备等
	消毒管理执行	(1) 配置洗手设施、消毒液、空气或气溶胶消毒设施和其他有效的清洁消毒措施等 (2) 配备专职保洁人员,并有针对性地开展感控培训及考核 (3) 清洁区、缓冲间、污染区的清洁用品不能混用 (4) 对物表、环境、空气定时进行清洁消毒 (5) 发热门诊的污水、病人排泄物应预处理消毒达标后,再排放至医院污水处理系统进行处理后再排入城镇污水管网 (6) 发热门诊医疗废物应增加医疗废物专用出口,单独进行收运;发热门诊医疗废物应当在医疗废物暂存处设置单独存放点,与其他医疗废物相对分开
	现场检测	无

五、预防接种监督

(一) 概念 预防接种是预防控制传染病最经济、最有效的措施,疫苗质量安全事关人民群众生命安全和健康。卫生健康行政部门及其委托的卫生健康监督机构依据相关卫生法律规范对预防接种工作进行监督检查,并对其违法行为作出处理的行政执法活动。

(二) 要点释义

1. 疫苗 是指为预防、控制疾病的发生、流行,用于人体免疫接种的预防性生物制品,包括免疫规划疫苗和非免疫规划疫苗。

2. 免疫规划疫苗 是指居民应当按照政府的规定接种的疫苗,包括国家免疫规划确定的疫苗,省、自治区、直辖市人民政府在执行国家免疫规划时增加的疫苗,以及县级以上人民政府或者其卫生健康主管部门组织的应急接种或者群体性预防接种所使用的疫苗。

3. 非免疫规划疫苗 是指由居民自愿接种的其他疫苗。

4. 接种费用 接种单位接种免疫规划疫苗不得收取任何费用。接种单位接种非免疫规划疫苗,除收取疫苗费用外,还可以收取接种服务费。接种服务费的收费标准由省、自治区、直辖市人民政府价格主管部门会同财政部门制定。

5. 接种门诊种类 社区接种门诊、医院产科接种室、卡介苗接种门诊、犬伤处置门诊、特需接种门诊、集体单位接种门诊等。

6. 预防接种异常反应 是指合格的疫苗在实施规范接种过程中或者实施规范接种后造成受种者机体组织器官、功能损害,相关各方均无过错的药品不良反应。

(三) 法律法规体系

1. 卫生法律 《中华人民共和国疫苗管理法》《中华人民共和国传染病防治法》。

2. 卫生规范性文件 《疫苗储存和运输管理规范(2017年版)》《预防接种工作规范(2016年版)》《非免疫规划疫苗使用指导原则(2020年版)》《国务院办公厅关于进一步加强疫苗流通和预防接种管理工作的意见(国办发〔2017〕5号)》。

(四) 现场监督 见表2-23。

表2-23 预防接种现场监督要点

执法依据	《中华人民共和国疫苗管理法》第七条 第二款		县级以上地方人民政府对本行政区域疫苗监督管理工作负责,统一领导、组织、协调本行政区域疫苗监督管理工作
检查要点	检查前准备	文书资料	现场笔录、询问笔录、责令改正通知书、委托书、监督意见书、证据先行保存登记决定书、证据先行保存登记处理决定书、送达地址确认书等
		基础信息	包括一户一档信息、既往监管信息、行政处罚信息、投诉举报查处信息等
		仪器设备	无
		取证工具	执法记录仪、照相机、录音笔等
	检查内容及要求	规范执法	两名监督员、规范着装;出示监督证、佩戴执法记录仪;说明来意,告知权益
		经营状况	医疗机构是否在执业(可通过病人、医护着装、医学文书等判断)
		主体资质	公立机构通过事业单位法人证进行确认;民非组织通过民办非企业单位登记证书进行确认;私营机构通过营业执照进行确认
		接种资质	接种单位资质情况(经卫生行政部门指定)
		制度管理	制定并落实疫苗管理相关制度

(续表)

		公示告知	(1) 公示疫苗的品种和接种方法 (2) 接种前告知、询问受种者或监护人有关情况
		疫苗管理	(1) 未从县级疾病预防控制机构以外的单位或个人采购二类疫苗 (2) 接收或者购进疫苗时,索取和检查疫苗生产企业或疫苗配送企业提供的《生物制品批签发合格证》复印件,进口疫苗还应当提供《进口药品通关单》复印件 (3) 购进、接收疫苗时,索取疫苗储存、运输的温度监测记录;对不能提供运输过程的疫苗运输温度记录或不符合冷链运输温度要求的疫苗,不得接收或购进 (4) 对疫苗的储存温度进行监测和记录(每天上午和下午至少各进行一次温度记录,间隔不少于6小时) (5) 定期对储存的疫苗进行检查并记录,对包装无法识别、超过有效期、脱离冷链、经检验不符合标准、来源不明的疫苗进行登记、报告,依照规定记录销毁情况 (6) 疫苗的收货、验收、在库检查等记录应当保存至超过疫苗有效期2年备查
		接种人员	应当具备执业医师、执业助理医师、护士或者乡村医生资格,并经过县级卫生计生行政部门组织的预防接种专业培训,考核合格后方可从事预防接种服务工作
		接种流程	(1) 预防接种工作人员是否在接种前检查疫苗、注射器的外观、批号、有效期 (2) 预防接种工作人员是否在接种前核对受种对象姓名、年龄、疫苗品名、规格、剂量、接种部位、接种途径 (3) 依照规定填写并保存接种记录 (4) 及时处理或者报告预防接种异常反应或者疑似预防接种异常反应 (5) 接种工作人员手卫生情况
	现场检测		无

六、病原微生物实验室生物安全监督

(一) 概念 卫生健康行政部门及其委托的卫生健康监督机构依据相关卫生法律规范对病原微生物实验室生物安全进行监督检查,并对其违法行为作出处理的行政执法活动。

(二) 要点释义

1. **病原微生物** 是指可以侵犯人、动物引起感染甚至传染病的微生物,包括病毒、细菌、真菌、立克次体、寄生虫等。

2. **病原微生物分类** 国家根据病原微生物的传染性、感染后对个体或者群体的危害程度,将病原微生物分为四类:第一类病原微生物,是指能够引起人类或者动物非常严重疾病的微生物,以及我国尚未发现或者已经宣布消灭的微生物。第二类病原微生物,是指能够引起人类或者动物严重疾病,比较容易直接或者间接在人与人、动物与人、动物与动物间传播的微生物。第三类病原微生物,是指能够引起人类或者动物疾病,但一般情况下对人、动物或者环境不构成严重危害,传播风险有限,实验室感染后很少引起严重疾病,并且具备有效治疗和预防措施的微生物。第四类病原微生物,是指在通常情况下不会引起人类或者动物疾病的微生物。第一类、第二类病原微生物统称为高致病性病原微生物。

3. **实验室分类**。国家根据实验室对病原微生物的生物安全防护水平,并依照实验室生物安全国家标准的规定,将实验室分为一级、二级、三级、四级。一级、二级实验室不得从事高致病性病原微生物实验活动。新建、改建或者扩建一级、二级实验室,应当向设区的市级人民政府卫生主管部门或者兽医主管部门备案。三级、四级实验室应当通过实验室国家认可。

(三) **法律法规体系**

1. **卫生法律**。《中华人民共和国传染病防治法》《中华人民共和国生物安全法》。
2. **卫生行政法规**。《病原微生物实验室生物安全管理条例》。
3. **卫生行政规章**。《人间传染的病原微生物菌(毒)种保藏机构管理办法》《可感染人类的高致病性病原微生物菌(毒)种或样本运输管理规定》《人间传染的高致病性病原微生物实验室和实验活动生物安全审批管理办法》。
4. **卫生标准**。《实验室生物安全通用要求(GB 19489—2008)》《生物安全实验室建筑技术规范(GB 50346—2011)》《病原微生物实验室生物安全通用准则(WS 233—2017)》《人间传染的病原微生物菌(毒)种保藏机构设置技术规范(WS 315—2010)》《卫生部关于印发〈人间传染的病原微生物名录〉的通知(卫科教发〔2006〕15号)》。

(四) **现场监督要点(一二级病原微生物实验室)** 见表2-24。

表2-24 病原微生物实验室现场监督要点

执法依据	《中华人民共和国传染病防治法》第六条第一款		国务院卫生行政部门主管全国传染病防治及其监督管理工作。县级以上地方人民政府卫生行政部门负责本行政区域内的传染病防治及其监督管理工作
	《病原微生物实验室生物安全管理条例》第三条第四款		县级以上地方人民政府及其有关部门在各自职责范围内负责实验室及其实验活动的生物安全管理工作
检查要点	检查前准备	文书资料	现场笔录、询问笔录、责令改正通知书、委托书、监督意见书、先行保存登记决定书等
		基础信息	包括一户一档信息、既往监管信息、行政处罚信息、投诉举报查处信息等
		仪器设备	无
		取证工具	执法记录仪、照相机、录音笔等
	检查内容及要求	规范执法	两名监督员、规范着装;出示监督证、佩戴执法记录仪;说明来意、告知权益
		经营状况	实验室是否开展实验活动(可通过现场、检验数据等判断)
		主体资质	公立机构通过事业单位法人证进行确认;私营机构通过营业执照进行确认
		实验室备案	新建、改建或者扩建一、二级实验室向设区的市级人民政府卫生主管部门备案

(续表)

	实验室布局与硬件设备	(1) 一级实验室：不得铺地毯；设置洗手池；可开启的窗户有纱窗；实验室门口设有挂衣装置，便装和工作衣分开；进食、饮水、休息的场所应设在实验室的工作区外；入口张贴生物安全标识 (2) 二级实验室：必须满足一级实验室要求；实验室门可自动关闭上锁有可视窗；入口设有生物危险标识、负责人姓名和电话；操作病原微生物及样本的实验区内配备二级生物安全柜；设置高压灭菌锅等消毒设施；设置洗眼设备
	安全管理制度	(1) 查阅第一责任人制度、专人负责制度、定期自查制度、工作人员健康监测制度 (2) 查阅实验室生物安全操作规程 (3) 查阅生物安全事件应急处理预案 (4) 查阅消毒管理、医疗废物处理等制度书面资料
	人员培训考核	(1) 每年定期对工作人员进行包括技术规范、操作规程、生物安全防护知识和操作技能等方面的培训，有培训书面记录 (2) 人员经考核合格后方可上岗
	菌(毒)种样本管理	(1) 一级实验室不保存菌(毒)种及生物阳性标本，二级实验室保存的病原微生物类别、名称与备案登记一致 (2) 查看菌(毒)种及生物阳性标本保存是否做到专人负责、双人双锁；保存地点是否安全 (3) 查看登记专册是否详细记录保存的品种、数量、入库时间、出库时间、去向、废弃菌(毒)种和生物样本销毁情况
	菌(毒)种和生物样本运输	(1) 内部转运：转运容器是否满足生物安全防护要求，密封、防水、防破损、防外泄；接收登记是否记录品种、数量、运输时间及签收 (2) 外部转运：转运人员培训考核记录；转运容器是否满足生物安全防护要求；转运容器消毒记录；专册登记标本品种、数量、运输人员签名及接收单位、接收人员签名；高致病性病原微生物准运许可；严禁使用公共交通
	日常管理	(1) 一级实验室：室内不得放置食品或个人生活用品；实验活动与安全防护级别一致(查阅实验记录和报告)；非工作人员未经许可不得进入；医疗废物处置符合卫生要求；设施设备环境消毒情况开展消毒效果监测 (2) 二级实验室：必须满足一级实验室要求；生物安全柜使用、消毒、维修、生物安全性能检测情况；高危废物高压灭菌处理并有记录；高压灭菌设备使用、监测记录，有工艺、化学、生物监测
	职业防护	(1) 查看实验室防护用品配备情况(工作服、手套、防护帽、口罩等) (2) 一级实验室工作人员实验时穿工作服戴手套 (3) 二级实验室：进出实验应更换工作服，操作时应佩戴手套、防护帽、口罩，必要时使用面部保护装置 (4) 实验室工作人员进行健康监测，每年组织对其进行体检，并建立健康档案
现场检测	无	

七、医疗废物监督

(一) 概念 卫生健康行政部门及其委托的卫生健康监督机构依据相关卫生法律规范对医疗卫生机构医疗废物的规范管理情况进行监督检查,并对其违法行为作出处理的行政执法活动。

(二) 要点释义

1. 医疗废物。是指医疗卫生机构在医疗、预防、保健以及其他相关活动中产生的具有直接或者间接感染性、毒性以及其他危害性的废物。
2. 医疗废物分类。分为感染性废物、损伤性废物、病理性废物、药物性废物和化学性废物。
3. 分类收集。是指使用医疗废物专用包装物对医疗废物按照分类分别收集的过程。
4. 分类收集点。是指医疗卫生机构各科室(部门)临时存放医疗废物的专用地点。
5. 暂存设施。是指医疗卫生机构临时集中存放本单位产生的医疗废物的专用场所或专用柜(箱、桶)。

(三) 法律法规体系

1. 卫生法律。《中华人民共和国传染病防治法》。
2. 卫生行政法规。《医疗废物管理条例》。
3. 卫生行政规章。《医疗卫生机构医疗废物管理办法》《医疗废物管理行政处罚办法》。
4. 卫生规范性文件。《医疗废物分类目录(国卫医函〔2021〕238号)》《关于明确医疗废物分类有关问题的通知(卫办医发〔2005〕292号)》《关于发布〈医疗废物专用包装物、容器标准和警示标识规定〉的通知(环发〔2003〕188号)》等。
5. 卫生标准。《医疗废物专用包装袋、容器和警示标志标准(HJ 421—2008)》。

(四) 现场监督要点 见表2-25。

表2-25 医疗废物现场监督要点

执法依据	《中华人民共和国传染病防治法》第六条第一款		国务院卫生行政部门主管全国传染病防治及其监督管理工作。县级以上地方人民政府卫生行政部门负责本行政区域内的传染病防治及其监督管理工作
	《医疗废物管理条例》第五条		县级以上各级人民政府卫生行政主管部门,对医疗废物收集、运送、贮存、处置活动中的疾病防治工作实施统一监督管理;环境保护行政主管部门,对医疗废物收集、运送、贮存、处置活动中的环境污染防治工作实施统一监督管理
检查要点	检查前准备	文书资料	现场笔录、询问笔录、责令改正通知书、委托书、监督意见书、先行保存登记决定书、证据先行保存登记决定书、证据先行保存登记处理决定书、送达地址确认书等
		基础信息	包括一户一档信息、既往监管信息、行政处罚信息、投诉举报查处信息等
		仪器设备	无
		取证工具	执法记录仪、照相机、录音笔等
	检查内容及要求	规范执法	两名监督员、规范着装;出示监督证、佩戴执法记录仪;说明来意、告知权益
		经营状况	医疗机构是否在执业(可通过病人、医护着装、医学文书等判断)

(续表)

		主体资质	公立机构通过事业单位法人证进行确认；私营机构通过营业执照进行确认
		管理制度	(1) 建立、健全医疗废物管理责任制，其法定代表人或者主要负责人为第一责任人 (2) 制定并落实医疗废物管理的规章制度、工作流程和要求、有关人员的工作职责 (3) 设置监控部门或专(兼)职人员履行监控职责 (4) 发生医疗废物流失、泄漏、扩散时的应急预案
		人员管理	(1) 法律和专业知识等培训书面记录 (2) 从事医疗废物分类收集、运送、暂时贮存和处置等工作的人员和管理人员配备必要的防护用品，定期进行健康检查，必要时对有关人员进行免疫接种
		登记和资料保存	(1) 建立医疗废物登记专册 (2) 抽取部门交接记录和单位总登记进行核对，查看登记是否符合要求 (3) 医疗废物登记资料保存完整
		分类收集	(1) 查看产生医疗废物较多的科室是否设置分类收集点 (2) 分类收集点是否有文字说明或示意图 (3) 是否使用专用包装物(容器)收集医疗废物 (4) 盛装的医疗废物达到包装物或者容器的 3/4 时，应当使用有效的封口方式，使包装物或者容器的封口紧实、严密 (5) 专用包装物内是否存在医疗废物混放(感染性、病理性、损伤性等) (6) 查看分类收集点清洁消毒记录 (7) 查阅医疗废物交接资料，双方是否签字确认 (8) 医疗废物中病原体的培养基、标本和菌种、毒种保存液等高危险废物，应当首先在产生地点进行压力蒸汽灭菌或者化学消毒处理，然后按感染性废物收集处理 (9) 隔离的传染病病人或者疑似传染病病人产生的医疗废物应当使用双层包装物，并及时密封
		内部运送	(1) 是否配备内部转运工具 (2) 内部转运工具是否防渗漏、防遗撒、无锐利边角、易清洗 (3) 内部转运工具印制有警示标识和文字说明 (4) 运送人员每天从医疗废物产生地点将分类包装的医疗废物按照规定的时间和路线运送至内部指定的暂时贮存地点 (5) 查看内部转运工具的清洗消毒记录
		暂时贮存	(1) 暂时贮存区选址应远离医疗区、食品加工区、人员活动区级生活垃圾堆放场所 (2) 采取防蚊蝇、防鼠、防蟑螂、防盗等卫生安全措施 (3) 设有警示标识和禁烟警食标识 (4) 贮存的医疗废物无破损或渗漏，包装袋上有标签，内容符合要求 (5) 暂存设施清洁卫生，清洁消毒记录完整
		集中处置交接	交给有资质的集中处置单位，填写危险废物转移三联单
	现场检测	无	

八、院感监督

(一) 消毒供应中心

1. 概念 医疗机构应当按照相应规定,严格执行医疗器械、器具的消毒工作技术规范。卫生健康行政部门及其委托的卫生健康监督机构依据相关卫生法律规范对医疗卫生机构消毒供应中心管理运行进行监督检查,并对其违法行为作出处理的行政执法活动。

2. 要点释义

(1) 消毒供应中心:医院内承担各科室所有重复使用诊疗器械、器具和物品清晰、消毒、灭菌以及无菌物品供应的部门。

(2) 消毒供应中心"三区":包括去污区、检查包装及灭菌区、无菌物品存放区。去污区是指对重复使用的诊疗器械、器具和物品,进行回收、分类、清洁、消毒(包括运送器具的清洗消毒等)的区域,为污染区域。检查包装及灭菌区是指对去污后的诊疗器械、器具和物品,进行检查、装配、包装及灭菌(包括辅料制作等)的区域,为清洁区域。无菌物品存放区。无菌物品存放区,存放、保管、发放无菌物品的区域,为清洁区域。

(3) 外来医疗器械:由器械供应商租借给医院可重复使用,主要用于与植入物有关手术的器械。

(4) 消毒:指用化学、物理、生物的方法杀灭或者消除环境中的病原微生物。

(5) 灭菌:杀灭或者消除传播媒介上的一切微生物,包括致病微生物和非致病微生物,也包括细菌芽孢和真菌孢子。

3. 法律法规体系

(1) 卫生法律:《中华人民共和国传染病防治法》。

(2) 卫生行政规章:《消毒管理办法》《医院感染管理办法》。

(3) 卫生标准:《医院消毒供应中心 第1部分:管理规范(WS 310.1—2016)》《医院消毒供应中心 第2部分:清洗消毒及灭菌技术操作规范(WS 310.2—2016)》《医院消毒供应中心 第3部分:清洗消毒及灭菌效果监测标准(WS 310.3—2016)》。

4. 现场监督要点 见表2-26。

表2-26 消毒供应中心现场监督要点

执法依据	《中华人民共和国传染病防治法》第六条第一款		国务院卫生行政部门主管全国传染病防治及其监督管理工作。县级以上地方人民政府卫生行政部门负责本行政区域内的传染病防治及其监督管理工作
	《消毒管理办法》第三十六条第一款第(一)项		县级以上卫生计生行政部门对消毒工作行使下列监督管理职权:(一)对有关机构、场所和物品的消毒工作进行监督检查
检查要点	检查前准备	文书资料	现场笔录、询问笔录、责令改正通知书、委托书、监督意见书、证据先行保存登记决定书、证据先行保存登记处理决定书、送达地址确认书等
		基础信息	包括一户一档信息、既往监管信息、行政处罚信息、投诉举报查处信息等
		仪器设备	无
		取证工具	执法记录仪、照相机、录音笔等

(续表)

检查内容及要求	规范执法	两名监督员、规范着装；出示监督证、佩戴执法记录仪；说明来意、告知权益
	经营状况	医疗机构是否在执业（可通过病人、医护着装、医学文书等判断）
	主体资质	公立机构通过事业单位法人证进行确认；私营机构通过营业执照进行确认
	制度建立与落实	(1) 是否建立工作人员岗位责任制、各环节操作规程、消毒隔离、质量管理、监测、设备器械管理、职业防护等制度及突发事件应急预案 (2) 是否建立问题灭菌物品召回制度，查看记录 (3) 是否建立质量管理追溯制度 (4) 建立与相关科室联系制度，并有反馈意见与改进记录
	人员培训	压力蒸汽灭菌、环氧乙烷灭菌等设备操作人员是否有消毒灭菌知识培训合格上岗，并提供考试合格证明
	环境布局流程	(1) 是否划分去污区、检查包装灭菌区、消毒物品存放区，各区域之间无交叉 (2) 物流由污到洁、不交叉、不逆流 (3) 三区之间设有实际屏障，并设有物品传递通道 (4) 三区之间设有人员进出缓冲间（带）
	消毒设施	(1) 清洗消毒灭菌设施应满足工作需要 (2) 三区缓冲间（带）应设有洗手设施，龙头为非手触式 (3) 去污区设有洗眼装置
	器械清洗	(1) 查看器械、物品和清洗消毒器的清洗质量监测记录 (2) 抽查清洗后的器械、物品，表面积关节、齿牙是否光洁，有无血渍、污渍、水垢等残留物和锈斑
	消毒灭菌方法与监测	(1) 器械物品等是否选择有效的消毒或灭菌方法；查看灭菌影响因子（如：压力、温度、消毒剂浓度、时间等） (2) 是否对灭菌物品和设备等进行物理、化学、生物监测，周期是否符合要求；重点查植入性器械是否在生物监测合格后发放
	消毒灭菌过程	(1) 灭菌时，灭菌物品的包装、摆放、装载是否符合要求 (2) 剪刀、血管钳等轴关节是否打开 (3) 叠放的器皿间是否采取有效隔开措施 (4) 新包装材料使用前是否经过生物监测等验证 (5) 摆放、装载是否有利蒸汽穿透 (6) 是否存在一次性材料重复使用 (7) 器械使用的润滑剂是否为水溶性 (8) 化学消毒灭菌器械、物品是否充分暴露、轴关节是否打开、是否完全浸没于消毒液中 (9) 盛放消毒液的容器是否标注消毒液名称、浓度、消毒开始时间、应消毒时间 (10) 消毒液是否及时更换

(续表)

	无菌物品存放和运送	(1) 存放场所是否清洁,墙面是否有霉斑 (2) 灭菌物品分类、分架存放于无菌物品存放区 (3) 已灭菌物品器械有无和未灭菌物品器械混放 (4) 已灭菌物品器械外包是否标识物品名称、打包者姓名或编号、灭菌器编号、批次号、灭菌日期、失效期等 (5) 运送灭菌物品的器具是否清洁、干燥、密闭加锁
	职业防护	查看不同区域工作人员个人防护是否符合要求
	采购验收	消毒灭菌设备、消毒剂、消毒灭菌监测材料等消毒产品采购验收记录,能否提供有效的生产企业许可证复印件、卫生许可批件等
现场检测	无	

(二) 口腔科院感监督

1. 概念。口腔疾病治疗是在有菌环境下进行侵入性操作,常规接触患者的唾液、血液及龈沟液,是肝炎、艾滋病及梅毒等血源性疾病传播的高风险环境。口腔科应严格遵守相关技术操作规范和诊疗指南,在口腔诊疗中严格遵循感染控制原则。卫生健康行政部门及其委托的卫生健康监督机构依据相关卫生法律规范对口腔科诊疗中的感染控制进行监督检查,并对其违法行为作出处理的行政执法活动。

2. 要点释义
(1) 口腔器械:用于预防、诊断、治疗口腔疾患和口腔保健的可重复使用器械、器具和物品。
(2) 牙科手机:用来向牙科工具和器具传递(带转换或不带转换)工作所需能量的手持工具夹。
(3) 口腔科器械处理区:应设独立的器械处理区,区域内分为回收清洗区、保养包装及灭菌区、物品存放区;回收清洗区、保养包装及灭菌区间应有物理屏障。
(4) 口腔器械消毒灭菌要求:高度危险口腔器械应达到灭菌水平,中度危险口腔器械应达到灭菌水平或高水平消毒,低度危险口腔器械应达到中或低水平消毒。进入病人口腔内的所有诊疗器械,必须达到"一人一用一消毒或者灭菌"的要求。

1) 凡接触病人伤口、血液、破损黏膜或者进入人体无菌组织的各类口腔诊疗器械,包括牙科手机、车针、根管治疗器械、拔牙器械、手术治疗器械、牙周治疗器械、敷料等,使用前必须达到灭菌。牙科手机和耐湿热、需要灭菌的口腔诊疗器械,首选压力蒸汽灭菌的方法进行灭菌,或者采用环氧乙烷、等离子体等其他灭菌方法进行灭菌。

2) 接触病人完整黏膜、皮肤的口腔诊疗器械,包括口镜、探针、牙科镊子等口腔检查器械、各类用于辅助治疗的物理测量仪器、印模托盘、漱口杯等,使用前必须达到消毒。

3) 凡接触病人体液、血液的修复、正畸模型等物品,送技工室操作前必须消毒。

3. 法律法规体系
(1) 卫生法律:《中华人民共和国传染病防治法》。
(2) 卫生行政规章:《消毒管理办法》《医院感染管理办法》
(3) 卫生标准:《医务人员手卫生规范(WS/T 313—2009)》《口腔器械消毒灭菌技术操作规范(WS 506—2016)》。

4. 现场监督。见表2-27。

表2-27 口腔科现场监督要点

执法依据	《中华人民共和国传染病防治法》第六条第一款		国务院卫生行政部门主管全国传染病防治及其监督管理工作。县级以上地方人民政府卫生行政部门负责本行政区域内的传染病防治及其监督管理工作
	《消毒管理办法》第三十六条第一款第(一)项		县级以上卫生计生行政部门对消毒工作行使下列监督管理职权：(一)对有关机构、场所和物品的消毒工作进行监督检查
检查要点	检查前准备	文书资料	现场笔录、询问笔录、责令改正通知书、委托书、监督意见书、证据先行保存登记决定书、证据先行保存登记处理决定书、送达地址确认书等
		基础信息	包括一户一档信息、既往监管信息、行政处罚信息、投诉举报查处信息等
		仪器设备	无
		取证工具	执法记录仪、照相机、录音笔等
	检查内容及要求	规范执法	两名监督员、规范着装；出示监督证、说明来意；佩戴执法记录仪；告知权益
		经营状况	医疗机构是否在执业(可通过病人、医护着装、医学文书等判断)
		主体资质	公立机构通过事业单位法人证进行确认；私营机构通过营业执照进行确认
		管理制度	查阅口腔诊疗器械消毒工作制度和口腔消毒管理责任制书面资料
		环境布局流程	(1) 诊疗区和清洗消毒区是否分开 (2) 洁污区是否分开
		消毒设施	(1) 压力灭菌设备、酶洗和超声清洗设备、洗手设施配备情况，水龙头为非手触式 (2) 环境空气消毒设施 (3) 去污区设有洗眼装置
		器械清洗	(1) 查看器械、物品和清洗消毒器的清洗质量监测记录 (2) 抽查清洗后的器械、物品，表面积关节、齿牙是否光洁，有无血渍、污渍、水垢等残留物和锈斑
		器械消毒	(1) 器械物品等是否选择有效的消毒或灭菌方法；查看灭菌影响因子(如：压力、温度、消毒剂浓度、时间等) (2) 化学消毒灭菌器械、物品是否充分暴露、轴关节是否打开、是否完全浸没于消毒液中 (3) 盛放消毒液的容器是否标注消毒液名称、浓度、消毒液配制时间
		器械包装	(1) 包装材料是否合适 (2) 灭菌包是否完整、无破损、漏气 (3) 轴节类器械轴节是否打开 (4) 已灭菌物品器械外包是否标识物品名称、打包者姓名或编号、灭菌器编号、批次号、灭菌日期、失效期等

(续表)

	无菌物品存放	(1) 灭菌物品存放在专门区域,有标识 (2) 灭菌物品分类、分架存放于无菌物品存放区 (3) 已灭菌物品器械有无和未灭菌物品器械混放 (4) 有无重复使用一次性医疗器械,有无过期器械
	职业防护	(1) 医护人员操作前后严格洗手或手消毒 (2) 每治疗一名患者更换一副手套 (3) 医生开始和结束及时踩脚踏冲洗管腔
	采购验收	消毒灭菌设备、消毒剂、消毒灭菌监测材料等消毒产品采购验收记录,能否提供有效的生产企业许可证复印件、卫生许可批件等
现场检测	无	

(三) 内镜室监督

1. 概念·内镜诊疗技术,是指医疗机构及其医务人员通过人体正常腔道或人工建立的通道,使用内镜器械在直视下或辅助设备支持下,对局部病灶进行观察、组织取材、止血、切除、引流、修补或重建通道等,以明确诊断、治愈疾病、缓解症状、改善功能等为目的的诊断、治疗措施。在使用过程中应加强内镜诊疗技术临床应用的医院感染管理与控制。卫生健康行政部门及其委托的卫生健康监督机构依据相关卫生法律规范对医疗卫生机构内镜诊疗管理运行进行监督检查,并对其违法行为作出处理的行政执法活动。

2. 要点释义

(1) 内镜:分为软式内镜及硬式内镜。软式内镜指用于疾病诊断、治疗的可弯曲的内镜。硬式内镜指用于疾病诊断或治疗的不可弯曲的内镜。

(2) 操作流程:包括预处理、侧漏、手工清洗、漂洗、消毒(灭菌)、终末漂洗、干燥、储存等步骤。

(3) 清洗:使用清洁液去除附着于内镜的污染物的过程。

(4) 漂洗:用流动水冲洗清洁后内镜上残留物的过程。

(5) 终末漂洗:是指用纯化水或无菌水对消毒后的内镜进行最终漂洗的过程。

3. 法律法规体系

(1) 卫生法律:《中华人民共和国传染病防治法》。

(2) 卫生行政规章:《消毒管理办法》《医院感染管理办法》

(3) 卫生规范性文件:《内镜清洗消毒技术操作规范(2004版)(卫医发〔2004〕100号)》。

(4) 卫生标准:《医务人员手卫生规范(WS/T 313—2009)》《软式内镜清洗消毒技术规范(WS 507—2016)》。

4. 现场监督·见表2-28。

表2-28 内镜室现场监督要点

执法依据	《中华人民共和国传染病防治法》第六条第一款	国务院卫生行政部门主管全国传染病防治及其监督管理工作。县级以上地方人民政府卫生行政部门负责本行政区域内的传染病防治及其监督管理工作
	《消毒管理办法》第三十六条第一款第(一)项	县级以上卫生计生行政部门对消毒工作行使下列监督管理职权:(一)对有关机构、场所和物品的消毒工作进行监督检查

(续表)

检查要点	检查前准备	文书资料	现场笔录、询问笔录、责令改正通知书、委托书、监督意见书、证据先行保存登记决定书、证据先行保存登记处理决定书、送达地址确认书等
		基础信息	包括一户一档信息、既往监管信息、行政处罚信息、投诉举报查处信息等
		仪器设备	无
		取证工具	执法记录仪、照相机、录音笔等
	检查内容及要求	规范执法	两名监督员，规范着装；出示监督证、说明来意；佩戴执法记录仪；告知权益
		经营状况	医疗机构是否在执业（可通过病人、医护着装、医学文书等判断）
		主体资质	公立机构通过事业单位法人证进行确认；私营机构通过营业执照进行确认
		管理制度	查阅内镜室工作制度（消毒隔离、人员培训、职业防护、监测制度、清洗消毒操作规程）
		环境布局流程	（1）诊疗区和清洗消毒区是否分开 （2）灭菌内镜在达到手术标准区域进行 （3）不同内镜进行清洗消毒设备设施应分开
		清洗消毒	（1）查看内镜灭菌前是否流动水洗、刷洗、酶洗 （2）内镜及附件的清洗、消毒及灭菌时间是否符合要求 （3）内镜灭菌前是否擦干，清洗纱布是否一次性使用 （4）内镜清洗刷、防水帽等物品是否一用一消毒 （5）内镜消毒灭菌时是否完全浸没，浸泡时间是否符合要求
		内镜存放	（1）存放室（柜）清洁干燥 （2）灭菌后的内镜及附件是否按照无菌物品储存的要求进行 （3）内镜悬挂储存与专用洁净柜或镜房内
		职业防护	（1）医护人员操作前后严格洗手或手消毒 （2）清洗人员着工作服、防渗透围裙、口罩、帽子、手套等
		消毒灭菌效果监测	（1）消毒剂浓度每日定时监测并记录 （2）使用消毒剂浓度监测应达到规定浓度 （3）消毒后的内镜每季度进行生物学监测并记录
	现场检测	无	

（四）治疗室、输液室、采血室监督

1. 概念。卫生健康行政部门及其委托的卫生健康监督机构依据相关卫生法律规范对医疗卫生机构治疗室、输液室、采血室运行进行监督检查，并对其违法行为作出处理的行政执法活动。

2. 要点释义

（1）治疗室：主要是为患者实施治疗操作，如关节腔内注射、鞘内注射、骨髓穿刺、腰椎穿刺、胸椎穿刺、换药等，存放无菌物品、清洁物品（如消毒后药杯及管路）等的场所。

(2) 输液室:是为患者实施静脉输液,观察病情的场所。

(3) 采血室:是为患者采取血液标本的场所。

(4) 消毒:指用化学、物理、生物的方法杀灭或者消除环境中的病原微生物。

(5) 灭菌:杀灭或者消除传播媒介上的一切微生物,包括致病微生物和非致病微生物,也包括细菌芽孢和真菌孢子。

3. 法律法规体系

(1) 卫生法律:《中华人民共和国传染病防治法》。

(2) 卫生行政规章:《消毒管理办法》《医院感染管理办法》。

(3) 卫生规范性文件:《基层医疗机构医院感染管理基本要求》。

4. 现场监督要点 见表 2-29。

表 2-29 治疗室、输液室、采血室现场监督要点

执法依据	《中华人民共和国传染病防治法》第六条第一款		国务院卫生行政部门主管全国传染病防治及其监督管理工作。县级以上地方人民政府卫生行政部门负责本行政区域内的传染病防治及其监督管理工作
	《消毒管理办法》第三十六条第一款第(一)项		县级以上卫生计生行政部门对消毒工作行使下列监督管理职权对有关机构、场所和物品的消毒工作进行监督检查
	《医院感染管理办法》第四条第二款		县级以上地方人民政府卫生行政部门负责本行政区域内医院感染管理的监督管理工作
检查要点	检查前准备	文书资料	现场笔录、询问笔录、责令改正通知书、委托书、监督意见书、证据先行保存登记决定书、证据先行保存登记处理决定书、送达地址确认书等
		基础信息	包括一户一档信息、既往监管信息、行政处罚信息、投诉举报查处信息等
		仪器设备	无
		取证工具	执法记录仪、照相机等
	检查内容及要求	规范执法	两名监督员、规范着装;佩戴执法记录仪,出示监督证;说明来意,告知权益
		经营状况	医疗机构是否在执业(可通过病人、医护着装、医学文书等判断)
		主体资质	公立机构通过事业单位法人证进行确认;私营机构通过营业执照进行确认
		布局设施	(1) 注射室及输液室有符合要求的手卫生设施 (2) 注射室及输液室诊疗区域内分区明确、洁污分开
		操作规范	(1) 医务人员每次操作前后严格手卫生 (2) 医务人员诊疗操作符合要求
		诊疗物品管理	(1) 无菌物品、清洁物品、污染物品应当分区放置 (2) 无菌物品必须保持包装完整;按灭菌日期顺序置于无菌物品存放柜内

(续表)

		(3) 从无菌容器中取用无菌物品时应使用无菌持物钳(镊);从无菌容器(包装)中取出的无菌物品,虽未使用也不可放入无菌容器(包装)内,应重新灭菌处理后方可使用 (4) 用于注射、穿刺、采血等有创操作的医疗器具必须一用一灭菌 (5) 接触皮肤、黏膜的器械一人一用一消毒 (6) 治疗车、换药车上物品应摆放有序,上层为清洁区、下层为污染区;利器盒放置于治疗车的侧面 (7) 抽出的药液注明开启日期和时间,放置时间未超过2小时;打开灭菌物品(棉球、纱布等),使用时间未超过24小时 (8) 碘伏等皮肤消毒剂注明开瓶日期或失效日期,并在有效期内使用;盛放用于皮肤消毒的非一次性使用的碘酒、酒精的容器等应密闭保存,每周更换2次,同时更换灭菌容器。一次性小包装的瓶装碘酒、酒精,启封后使用时间不超过7天 (9) 使用的后医疗废物分类处置管理
	环境管理	按规定对环境、物表等进行清洁消毒
现场检测	无	

九、常用行政处罚案由办案指引

本办案指引主要内容包括案本由名称、执法依据、常见违法情形、检查要点(检查前准备、检查内容及要求)、证据种类及证明内容、适用法律法规及违反、处罚条款、引用标准及规范性文件等。

案由(一):医疗卫生机构未将医疗废物按照类别分置于专用包装物或者容器案

表2-30 传染病监督常见案由(一)

执法依据	《医疗废物管理条例》第五条第一款		县级以上各级人民政府卫生行政主管部门,对医疗废物收集、运送、贮存、处置活动中的疾病防治工作实施统一监督管理
常见违法情形	(1) 医疗卫生机构使用的医疗废物专用包装物或者容器未做到防渗漏、防锐器穿透和密闭 (2) 医疗废物未使用医疗废物专用包装物或者容器 (3) 医疗废物未按照医疗废物类别分别放置		
检查要点	检查前准备	文书资料	现场笔录、询问笔录、责令改正通知书、委托书、监督意见书、先行保存登记决定书等
		基础信息	包括一户一档信息、既往监管信息、行政处罚信息、投诉举报查处信息等
		仪器设备	/
		取证工具	执法记录仪、照相机等
	检查内容及要求		两名监督员、规范着装;出示监督证、佩戴执法记录仪;说明来意、告知权益 (1) 能够证明具有主体资格的《医疗机构执业许可证》和《营业执照》/《事业单位法人证书》/《民办非企业单位登记证书》 (2) 医疗废物收集的包装物或容器 (3) 医疗废物产生部门

(续表)

证据种类及证明内容		(4) 医疗废物分类收集点 (5) 医疗废物暂存点 (6) 医疗废物管理制度 (7) 医疗废物登记资料
	现场笔录	证明现场客观状况及涉嫌违法行为(客观、真实、内容齐全)
	视听资料	现场照片或视频:证明医疗卫生机构未将医疗废物按照类别置于专用包装物或者容器
	书证	(1)《医疗机构执业许可证》和《营业执照》/《事业单位法人证书》/《民办非企业单位登记证书》复印件 (2) 医疗废物管理制度等医院相关制度 (3) 医疗废物登记资料
	当事人的陈述	询问笔录: (1) 谈话人为法定代表人、自然人或持有《委托书》的工作人员 (2) 确认谈话人身份信息 (3) 确认责任主体和违法事实
	证人证言	询问笔录: (1) 医疗废物管理人员等 (2) 确认谈话人身份信息 (3) 确认违法事实
适用法律法规	《医疗废物管理条例》	
违反条款及内容	《医疗废物管理条例》第十六条第一款 医疗卫生机构应当及时收集本单位产生的医疗废物,并按照类别分置于防渗漏、防锐器穿透的专用包装物或者密闭的容器内	
处罚条款及内容	《医疗卫生机构医疗废物管理办法》第四十六条第(二)项 医疗卫生机构、医疗废物集中处置单位违反本条例规定,有下列情形之一的,由县级以上地方人民政府卫生行政主管部门或者环境保护行政主管部门按照各自的职责责令限期改正,给予警告,可以并处5 000元以下的罚款;逾期不改正的,处5 000元以上3万元以下的罚款 (二) 未将医疗废物按照类别分置于专用包装物或者容器的	
引用标准及规范性文件	《医疗废物专用包装袋、容器和警示标志标准(HJ 421—2008)》	

案由(二):医疗卫生机构医疗废物暂时贮存设施或者设备不符合卫生要求案

表2-31 传染病监督常见案由(二)

执法依据	《医疗废物管理条例》第五条第一款	县级以上各级人民政府卫生行政主管部门,对医疗废物收集、运送、贮存、处置活动中的疾病防治工作实施统一监督管理
常见违法情形	(1) 未远离医疗区、食品加工区、人员活动区和生活垃圾存放场所 (2) 无严密的封闭措施	

(续表)

检查要点		(3) 无防鼠、防蚊蝇、防蟑螂的安全措施 (4) 未做到防止渗漏和雨水冲刷 (5) 未做到易清洁和消毒 (6) 未避免阳光直射 (7) 未设有明显的医疗废物警示标识和"禁止吸烟、饮食"的警示标识	
	检查前准备	文书资料	现场笔录、询问笔录、责令改正通知书、委托书、监督意见书、先行保存登记决定书等
		基础信息	包括一户一档信息、既往监管信息、行政处罚信息、投诉举报查处信息等
		仪器设备	/
		取证工具	执法记录仪、照相机、录音笔等
	检查内容及要求		(1) 两名监督员、规范着装；出示监督证，说明来意；佩戴执法记录仪；告知权益 (2) 能够证明具有主体资格的《医疗机构执业许可证》和《营业执照》/《事业单位法人证书》/《民办非企业单位登记证书》 (3) 医疗废物暂时贮存设施或设备的选址、外观、安全措施、警示标识等是否符合要求 (4) 医疗废物管理制度 (5) 医疗废物登记资料
证据种类及证明内容	现场笔录		证明现场客观状况及涉嫌违法行为(客观、真实、内容齐全)
	视听资料		现场照片或视频：证明医疗废物暂时贮存设施或者设备不符合要求的情况
	书证		(1)《医疗机构执业许可证》和《营业执照》/《事业单位法人证书》/《民办非企业单位登记证书》复印件 (2) 医疗废物管理制度等医院相关制度 (3) 医疗废物登记资料
	当事人的陈述		询问笔录： (1) 谈话人为法定代表人、自然人或持有《委托书》的工作人员 (2) 确认谈话人身份信息 (3) 确认责任主体和违法事实
	证人证言		询问笔录： (1) 医疗废物管理人员或运送人员 (2) 确认谈话人身份信息 (3) 确认违法事实
适用法律法规	《医疗废物管理条例》《医疗卫生机构医疗废物管理办法》		
违反条款及内容	《医疗废物管理条例》第十七条第一款、第二款　医疗卫生机构应当建立医疗废物的暂时贮存设施、设备，不得露天存放医疗废物；医疗废物暂时贮存的时间不得超过2天 医疗废物的暂时贮存设施、设备，应当远离医疗区、食品加工区和人员活动区以及生活垃圾存放场所，并设置明显的警示标识和防渗漏、防鼠、防蚊蝇、防蟑螂、防盗以及预防儿童接触等安全措施 《医疗卫生机构医疗废物管理办法》第二十一条　医疗卫生机构建立的医疗废物暂时贮存设施、设备应当达到以下要求		

(续表)

	（一）远离医疗区、食品加工区、人员活动区和生活垃圾存放场所，方便医疗废物运送人员及运送工具、车辆的出入 （二）有严密的封闭措施，设专（兼）职人员管理，防止非工作人员接触医疗废物 （三）有防鼠、防蚊蝇、防蟑螂的安全措施 （四）防止渗漏和雨水冲刷 （五）易于清洁和消毒 （六）避免阳光直射 （七）设有明显的医疗废物警示标识和"禁止吸烟、饮食"的警示标识
处罚条款及内容	《医疗废物管理条例》第四十六条第（一）项　医疗卫生机构、医疗废物集中处置单位违反本条例规定，有下列情形之一的，由县级以上地方人民政府卫生行政主管部门或者环境保护行政主管部门按照各自的职责责令限期改正，给予警告，可以并处5000元以下的罚款；逾期不改正的，处5000元以上3万元以下的罚款： （一）贮存设施或者设备不符合环境保护、卫生要求的 《医疗卫生机构医疗废物管理办法》第四十条第（一）项　医疗卫生机构违反《医疗废物管理条例》及本办法规定，有下列情形之一的，由县级以上地方人民政府卫生行政主管部门责令限期改正，给予警告，可以并处5000元以下的罚款；逾期不改正的，处5000元以上3万元以下的罚款 （二）医疗废物暂时贮存地点、设施或者设备不符合卫生要求的
引用标准及规范性文件	《关于发布〈医疗废物专用包装物、容器标准和警示标识规定〉的通知》（环发〔2003〕188号）》

案由（三）：未建立消毒管理组织，制定消毒管理制度，执行国家有关规范、标准和规定，定期开展消毒与灭菌效果检测工作案

表2-32　传染病监督常见案由（三）

执法依据	《消毒管理办法》第三条		国家卫生计生委主管全国消毒监督管理工作
常见违法情形	（1）未建立消毒管理组织 （2）未制定消毒管理制度 （3）未执行国家有关规范、标准和规定 （4）未定期开展消毒与灭菌效果监测工作		
检查要点	检查前准备	文书资料	现场笔录、询问笔录、责令改正通知书、委托书、监督意见书、先行保存登记决定书、非产品样品采样记录等
		基础信息	包括一户一档信息、既往监管信息、行政处罚信息、投诉举报查处信息等
		仪器设备	紫外线辐照计、指示卡等
		取证工具	执法记录仪、照相机、录音笔等
	检查内容及要求		（1）两名监督员，规范着装，佩戴执法记录仪，出示监督证，说明来意，告知权益 （2）能够证明具有主体资格的《医疗机构执业许可证》和《营业执照》/《事业单位法人证书》/《民办非企业单位登记证书》

（续表）

		（3）消毒管理组织 （4）消毒管理制度 （5）消毒灭菌操作流程 （6）消毒、灭菌记录 （7）消毒、灭菌效果监测记录 （8）灭菌物品包装
证据种类及证明内容	现场笔录	证明现场客观状况及涉嫌违法行为(客观、真实、内容齐全)
	视听资料	现场照片或视频：证明当事人未执行国家有关规范、标准和规定的情况
	书证	（1）《医疗机构执业许可证》和《营业执照》/《事业单位法人证书》/《民办非企业单位登记证书》复印件：证明主体资质 （2）当事人或被授权委托人、谈话人身份证复印件、委托书：证明当事人及谈话人身份信息 （3）消毒相关管理制度 （4）消毒灭菌记录 （5）消毒、灭菌效果监测记录 （6）采样检测报告 （7）其他证明：医院未建立消毒管理组织，制定消毒管理制度，执行国家有关规范、标准和规定，定期开展消毒与灭菌效果检测工作的书证
	当事人的陈述	询问笔录： （1）谈话人为法定代表人、自然人或持有《委托书》的工作人员 （2）确认谈话人身份信息 （3）确认责任主体和违法事实
	证人证言	询问笔录： （1）消毒管理人员 （2）确认谈话人身份信息 （3）确认违法事实
适用法律法规	《消毒管理办法》	
违反条款及内容	《消毒管理办法》第四条　医疗卫生机构应当建立消毒管理组织，制定消毒管理制度，执行国家有关规范、标准和规定，定期开展消毒与灭菌效果检测工作	
处罚条款及内容	《消毒管理办法》第四十二条　医疗卫生机构违反本办法第四、五、六、七、八、九条规定的，由县级以上地方卫生计生行政部门责令限期改正，可以处5 000元以下罚款；造成感染性疾病暴发的，可以处5 000元以上20 000元以下罚款	
引用标准及规范性文件	《关于加强医疗机构医用织物洗涤消毒管理工作的通知》 《医院消毒供应中心　第1部分：管理规范(WS 310.1—2016)》 《医院消毒供应中心　第2部分：清洗消毒及灭菌技术操作规范(WS 3102—2016)》 《医院消毒供应中心　第3部分：清洗消毒及灭菌效果监测标准(WS 310.3—2016)》 《口腔器械消毒灭菌技术操作规范(WS 506—2016)》 《软式内镜清洗消毒技术规范(WS 507—2016)》 《消毒与灭菌效果的评价方法与标准(GB 15981—1995)》 《医院消毒卫生标准(GB 15982—2012)》 《医疗机构水污染物排放标准(GB 18466—2005)》 ……	

十、现场仪器设备操作及采样要求

(一) UV-B型紫外线辐照计操作规程

1. 适用范围·本紫外线辐照计适用于测定中心波长为254 nm或297 nm的紫外线杀菌灯的辐射强度。

2. 技术特性·本紫外线强度测定仪所测定的紫外线波长范围为230～290 nm(中心波长254 nm)或250～350 nm(中心波长297 nm),测量强度宽为0.1～199 999 $\mu W/cm^2$。量程分为"×1""×10""×100""×1 000"四档。

3. 操作方法

(1) 操作前准备:在测量前紫外线灯应预热10 min。

(2) 开机程序:

1) 打开仪器后盖板,装入9 V积层电池一只。

2) 按下"电源"键,如果液晶显示板左上方出现"LOBAT"字样或"←——"符号时,应更换电池。

3) 按照测量需要按下"UV254"(或"UV297")键和所选定的量程键,将相应的探头(UV254或UV297)的插头插入读数单元的插孔内。

4) 探头未受紫外线辐射时调节调零电位器,使读数为零。

(3) 测试方法:打开探头盖,将探头光敏面置于已预热10 min的被测紫外线灯中心点垂直下方1 m粗处(用尺量得),此时窗口显示的数字与量程因子的乘积即为辐照度,如欲将测量数据保持,可按下"保持"键。读完应将"保持"键抬起,恢复到采样状态。测量完毕将电源键抬起(关),旋上接收器盖,然后拆下电池,将探头放回仪器中,盖上后盖板。

4. 注意事项

(1) "UV254"和"UV297"二键切勿同时按下。

(2) 切勿在未按下量程键前按"保持"键。

(3) "电源""保持"两个键为自锁键,"UV254""UV297"两个键为自锁键,四个量程键为互锁键。

(4) 仪器不用时应放于湿度<80%、温度在20°(正负10°)的洁净环境中。

5. 其间核查·每年由法定计量单位校验一次,贴上相应标记。

(二) HD2302.0型紫外线辐照计操作规程

1. 适用范围·本紫外线辐照计测量范围:0.000 1～2 000 W/m²。

2. 技术特性

(1) 技术参数

LP 471 UVA紫外线A,单位:W/m^2;测量范围:0.000 1～2 000 W/m^2。

LP 471 UVB紫外线B,单位:W/m^2;测量范围:0.000 1～2 000 W/m^2。

LP 471 UVC紫外线C,单位:W/m^2;测量范围:0.000 1～2 000 W/m^2。

(2) 仪器参数

1) 仪表尺寸:144×88×38 mm。

2) 仪表重量:160 g。

3) 供电电源:3节AA碱性电池(5号)。

3. 操作方法

(1) 开机程序。

1) 将数据线和主机连接。

2）按白色电源键开机,仪器自检,画面稳定后,可以开始测量。

（2）测试方法：

1）打开探头盖,将探头光敏面置于已预热 10 min 的被测紫外线灯中心点垂直下方 1 m 处（用尺量得）。

2）按"DATE"观看测量过程中的最大值、最小值和平均值。

3）按"HOLD"保持当前值,读数。

4）测量完毕将按白色电源键关机,旋上探头盖,然后拆下电池,将探头放回仪器中,将数据线和主机分离。

4. 注意事项

（1）按"UNIT"键可实现单位变换。

（2）切勿在未按下"DATE"前按"HOLD"键。

（3）仪器不用时应放于湿度<80%、温度在 20°（正负 10°）的洁净环境中。

（4）仪器不用时应取下电池,防止电池腐蚀,损害仪器。

5. 其间核查·每年由法定计量单位校验一次,贴上相应标记。

(三) 消毒剂有效浓度现场检测操作规程

1. 余氯浓度检测（馨晟试牌、三爱思牌指示卡）

（1）准备过余氯浓度试纸,并查看是否在有效期内。

（2）将试纸浸入待测液,立即取出。

（3）平放 15 秒,与色卡比较,读取数值。

2. 过氧乙酸浓度检测（磐水牌指示卡）

（1）准备过氧乙酸浓度试纸,并查看是否在有效期内。

（2）将试纸浸入待测液中摆动 5 秒。

（3）甩掉试纸上的多余的溶液。

（4）1 分钟后与色卡对比,通过色卡颜色对比,查看相应浓度。

3. 邻苯二甲醛消毒液浓度检测（德新康牌指示卡）

（1）准备邻苯二甲醛消毒液浓度检测试纸,并查看是否在有效期内。

（2）将检测卡末端的显色块完全浸泡于（液面高于勿超过虚线）,保持 3 秒钟后取出。

（3）水平放置让其自然显色,3～4 分钟后（说明:若时间超过 5 分钟,色卡会变深,不得以此结果判断）与标准色卡比较,查看相应浓度。

4. 戊二醛浓度检测（德新康牌指示卡）

（1）准备过戊二醛浓度检测试纸,并查看是否在有效期内。

（2）将指示色块完全浸泡在戊二醛溶液中,3 秒后取出。

（3）将色块面朝上,观察 5～8 分钟内的颜色变化,判读结果。

十一、常见投诉举报处置

(一) 投诉内容:反映某医疗机构内发生医院感染问题

1. 调查依据·主要依据《中华人民共和国传染病防治法》《医院感染管理办法》《消毒管理办法》等。

2. 调查方法

(1) 如投诉举报人留有联系方式且愿意配合,现场调查前对投诉举报人进行沟通与询问,了解发生院感时间和涉及具体人员、部门等信息,收集相关证据。

(2) 根据投诉举报人提供的信息,现场调查前向医疗机构核实是否发生院感,发生时间和涉及具体人员、部门、环节,是否采取具体的控制措施等。

(3) 调查该机构《医疗机构执业许可证》上名称、地址、诊疗科目。

(4) 调查医疗机构是否建立健全医院感染管理制度、应急措施,设置管理组织与部门,配备专(兼)职人员并定期开展相关知识与技术培训。

(5) 调查是否对院感控制重点部门环境卫生(包括空气、物表、医务人员手)和消毒剂、相关医疗器械等定期监测。

(6) 调查医疗机构发现医院感染病例是否按规定落实报告制度。

(7) 对医院法定代表人或其委托人及从事预检分诊和初诊的相关人员进行沟通与询问,确认违法主体和违法事实,根据调查结果依法处理。

(二) 投诉内容:反映某基层医疗机构未按规定落实预检分诊问题(医疗机构不测体温、医务人员不戴口罩等疫情防控)

1. 调查依据 主要依据《中华人民共和国传染病防治法》等。

2. 调查方法

(1) 如投诉举报人留有联系方式且愿意配合,现场调查前对投诉举报人进行沟通与询问,收集相关证据。

(2) 调查该机构《医疗机构执业许可证》上名称、地址、诊疗科目。

(3) 调查是否建立传染病预检、分诊制度,以及医务人员配备情况。

(4) 调查预检分诊是否有明显标识,设有测温设备、预检分诊登记本。

(5) 调查是否对就诊病人落实预检分诊、登记、报告及转诊:医疗机构门口"亮码、测温、戴口罩"等管理,询问病人的流行病学史,做好病人信息登记,发现发热或有流行病学史患者按疫情防控相关文件要求报告并转诊至定点医疗机构(注意第一时间调取医疗机构监控录像保存证据,以防信息丢失或被覆盖)。

(6) 调查门诊初诊医生是否对患者进行流行病学史问诊。

(7) 对医院法定代表人或其委托人及从事预检分诊和初诊的相关人员进行询问调查,确认违法主体和违法事实,根据调查结果依法处理。

(三) 投诉内容:反映某医疗机构未按规定处理医疗废物(分类收集、暂存设施、运送堆放、人员防护等)

1. 调查依据 主要依据《中华人民共和国传染病防治法》《医疗废物管理条例》等。

2. 调查方法

(1) 如投诉举报人留有联系方式且愿意配合,现场调查前对投诉举报人进行沟通与询问,收集相关证据。

(2) 调查该机构《医疗机构执业许可证》上名称、地址、诊疗科目。

(3) 调查医疗机构是否建立、健全医疗废物管理制度、发生意外事故时的应急方案、专(兼职)人员管理和培训。

(4) 调查医疗机构内生活垃圾桶内是否存在医疗废物,确认医疗废物种类。

(5) 调查医疗机构内从事医疗废物处置相关人员职业卫生防护情况。

(6) 调查是否按照医疗废物类别使用专用包装物或容器，是否按规定进行分类收集并转运。

(7) 调查医疗废物暂存设施、设备及相关安全措施是否符合要求，暂存点是否设置符合规定的警示标识等。

(8) 调查医疗废物登记、医疗机构内部运送及集中处置交接登记情况。

(9) 对医院法定代表人或其委托人及从事医疗废物处置的相关人员进行询问调查，确认违法主体和违法事实，根据调查结果依法处理。

(四) 投诉内容：反映某医疗机构口腔科消毒隔离不规范。

1. **调查依据**·主要依据《中华人民共和国传染病防治法》《消毒管理办法》等。
2. **响应级别**·三级响应，符合其他响应级别的情形除外。
3. **调查方法**

(1) 如投诉举报人留有联系方式且愿意配合，现场调查前对投诉举报人进行沟通与询问，收集相关证据。

(2) 调查该机构《医疗机构执业许可证》上名称、地址、诊疗科目。

(3) 调查制度建立和落实：检查口腔科消毒隔离制度是否建立，以及落实情况。

(4) 调查环境布局、设施配置和消毒情况：检查诊疗、清洗和消毒区域是否分开，是否配置器械酶洗、超声清洗或其他清洗设备，诊疗场所环境是否整洁，是否有每日消毒记录。

(5) 调查诊疗器械、灭菌物品和消毒器械的包装、消毒、使用是否符合消毒技术规范的要求：灭菌物品包装、化学消毒剂浓度、一次性使用医疗器械使用、诊疗器械清洗方法、灭菌物品的标识、接触口腔黏膜和进入人体无菌组织的口腔诊疗器械灭菌方法和灭菌效果等是否符合要求。

(6) 调查工作人员隔离防护、手卫生等是否符合要求。

(7) 调查医院感染监测是否符合要求：使用中的消毒剂浓度监测周期、灭菌设备的生物监测是否开展，及生物监测周期是否达到每月一次，使用中的消毒剂、灭菌机的生物污染监测是否开展。

(8) 监督采样检测：必要时对相关物品或环节表面、工作人员手、使用中的消毒剂等进行采样，送专业检测机构检测。

(9) 对涉及的医务人员以及医院法定代表人或其委托人、从事消毒隔离工作的相关人员进行询问调查，确认违法主体和违法事实，根据调查结果依法处理。

（祝秀英）

第六节·学校卫生监督

一、概念

学校卫生监督是指卫生健康行政部门及其委托的卫生健康监督机构依据相关卫生法律规范对学校的卫生工作进行检查指导，督促改进，并对违法行为的单位和个人依法追究其法律责任的行政执法活动。

二、要点释义

1. **学校**·是指普通中小学、农业中学、职业中学、中等专业学校、技工学校、普通高等学校。

2. 卫生室 是指取得《医疗机构执业许可证》的学校卫生机构，承担学校预防保健、健康教育、常见病和传染病预防与控制、学校卫生日常检查为师生提供必要的医疗服务。

3. 保健室 是指未取得《医疗机构执业许可证》，在卫生专业人员指导下开展学校预防保健、健康教育、常见病和传染病预防控制、学校卫生日常检查等工作的学校内设卫生机构。

4. 学校卫生专业技术人员 医学院校毕业或已获得医士（护士）以上职称者，以医药卫生专业技术为主要职责，在各级各类学校从事卫生保健工作人员。

5. 保健教师 非医学院校毕业的教师，因工作需要，经培训考核合格后而从事专职或兼职学校卫生保健工作的人员。

6. 学校传染病疫情报告人 负责传染病疫情报告的学校专职或者兼职卫生专业技术人员、保健教师，或经培训合格的学校其他在编人员。

三、相关法律法规

1. 卫生法律 《中华人民共和国传染病防治法》等。
2. 卫生行政法规 《学校卫生工作条例》《疫苗流通和预防接种管理条例》《突发公共卫生事件应急条例》等。
3. 卫生行政规章 《突发公共卫生事件与传染病疫情监测信息报告管理办法》《生活饮用水卫生监督管理办法》《消毒管理办法》等。
4. 卫生规范性文件 《学校卫生监督工作规范（卫监督发〔2012〕62号）》《国家学校体育卫生条件试行基本标准（教体艺〔2008〕5号）》《农村寄宿制学校生活卫生设施建设与管理规范（教体艺〔2011〕5号）》《学校和托幼机构传染病疫情报告工作规范（试行）（卫办疾控发〔2006〕65号）》《学校结核病防控工作规范（2017版）（国卫办疾控发〔2017〕第21号）》《中小学健康体检管理办法（卫医发〔2008〕第37号）》《手足口病聚集性和暴发疫情处置工作规范（2012版）（卫办疾控发〔2012〕第80号）》等。
5. 卫生标准 《学校卫生综合评价（GB/T 18205—2012）》《中小学设计规范（GB 50099—2011）》《中小学校传染病预防控制工作管理规范（GB 28932—2012）》《中小学生健康检查表规范（GB 16134—2011）》《儿童青少年学习用品近视防控卫生要求（GB 40070—2021）》《中小学校教室采光和照明卫生标准（GB 7793—2010）》《中小学校教室采暖温度标准（GB/T 17225—1998）》《中小学校教室换气卫生标准（GB/T 17226—1998）》《电视教室座位布置范围和照度卫生标准（GB 8772—2011）》《书写板安全卫生要求（GB 28231—2011）》《学校课桌椅功能尺寸（GB/T 3976—2014）》《学生宿舍卫生要求及管理规范（GB 31177—2014）》《生活饮用水卫生标准（GB 5749—2006）》等。

四、监督要点

见表2-33。

表2-33 学校卫生监督检查要点

执法依据	《中华人民共和国传染病防治法》第六条第一款	国务院卫生行政部门主管全国传染病防治及其监督管理工作。县级以上地方人民政府卫生行政部门负责本行政区域内的传染病防治及其监督管理工作
	《学校卫生工作条例》第四条	教育行政部门负责学校卫生工作的行政管理。卫生行政部门负责对学校卫生工作的监督指导

(续表)

检查要点	检查前准备	基础信息	包括一户一档信息、既往监管信息、行政处罚信息、投诉举报查处信息等
		文书资料	现场笔录、询问笔录、责令改正通知书、谈话通知书、委托书、监督意见书、非产品样品采样单、原始记录等
		仪器设备	激光测距仪、皮尺或卷尺、照度计、声级计、温湿度计、二氧化碳检测仪、浊度仪、测氯仪等；生活饮用水采样工具（根据检查目的选择）
		取证工具	执法记录仪、照相机、录音笔等
	检查内容及要求	规范执法	两名监督员、规范着装；佩戴执法记录仪、出示监督证、说明来意；告知权益
		经营状况	学校是否正常教学（通过开班授课情况等判断）
		主体资质	公立学校通过事业单位法人证进行确认；私营学校通过民办非企业单位登记证书进行确认
		传染病防治管理组织领导	（1）现场查阅学校年度工作计划，是否将传染病防治纳入学校年度工作计划并建立校长负责制 （2）现场查阅传染病突发公共卫生事件应急处置工作预案及应对演练书面材料 （3）现场查阅传染病防治管理组织网络，是否设立传染病防治管理部门和配备专兼职管理人员
		传染病防治制度落实情况	（1）现场查看书面制度和照片、板报、记录等，学校是否建立落实传染病防治宣传教育制度 （2）通过查阅制度、登记记录或日志等，核实学校是否落实学生晨检、因病缺勤、新生入学预防接种登记及补种、传染病病愈返校、学生健康体检等
		传染病疫情报告执行情况	（1）是否建立了由学生到老师到学校疫情报告人、到学校领导的传染病疫情发现、信息登记与报告制度 （2）报告内容、时限和方式是否符合《学校和托幼机构传染病疫情报告工作规范（试行）》的要求 （3）是否存在漏报、迟报、瞒报、错报的情况
		传染病防控措施落实情况	（1）对被污染的教室、宿舍等场所有无进行消毒处理 （2）查阅消毒产品生产企业卫生许可证和产品卫生安全评价报告，核实使用的消毒产品是否合格
		生活饮用水	（1）采用二次供水方式的学校，检查要点详见"二次供水"章节 （2）采用分散式供水水源的学校，查看周围有无污染源、是否有卫生安全防护设施、水质是否经过消毒并经检测合格、水质检测频次是否符合规定要求等 （3）对供应桶装水的学校，查看供水单位的卫生许可证；桶装水分批次的水质检验合格报告；饮水机的涉水产品卫生许可批件，以及对饮水机的出水口定期消毒记录 （4）对供应开水的学校，查看盛装开水的器具是否定期清洗消毒；是否加盖加锁；是否能及时清除贮水容器中的隔夜水和水垢；供水员是否有健康合格证明等

（续表）

		（5）对供应净化（直饮）水的学校，查看设施设备及管道是否定期清洗消毒、水处理材料是否定期更换、水质净化消毒设施是否正常运转、水质检测结果是否符合卫生标准等
	教学环境	（1）现场查看课桌椅是否每人一席并测量教室面积、课桌椅高度和学生身高，计算教室人均面积、课桌椅与使用者身高符合率。判断教室人均面积和课桌椅是否符合卫生标准 （2）现场查看黑板表面有无破损，测量教室黑板尺寸、黑板下缘与讲台地面的垂直距离和黑板面反射比，判断黑板是否符合卫生标准 （3）查看教室是否南北朝向和左侧或左右双侧采光，教室墙面和顶棚是否为白色、窗户玻璃是否无色透明、教室灯管长轴是否垂直黑板、灯具是否有灯罩、黑板有无局部照明灯，测定教室采光系数、窗地面积比、后（侧）墙反射比、课桌面平均照度和灯桌距离，判断教室采光照明是否符合卫生标准 （4）查看教室是否受音乐教室干扰，测量两排教室相对长边距离、测定教室二氧化碳浓度、室内温度和噪声，判断教室微小气候和噪声是否符合卫生标准
	生活环境	（1）学生宿舍是否与教学用房分层合建，是否教学用房合用建筑的同一个出入口，男女宿舍是否分区或分单元布置，分设出入口 （2）学生宿舍一层出入口及门窗是否设置安全防护设施，学生宿舍人均面积是否不低于 3.0 m²，住宿学生是否一人一床，学生宿舍上铺床位是否设置安全防护栏 （3）是否每层均设男、女学生厕所，是否配备专人管理，定期清扫通风，蹲位数量是否符合要求 （4）洗手设施是否每 40～45 人设一个洗手盆或 0.6 m 长盥洗槽
	卫生室/保健室	（1）卫生室是否持有效的《医疗机构执业许可证》，医疗机构执业情况检查要点详见"医疗机构"章节 （2）人员配置是否符合要求 1）寄宿制中小学校（包括小学、中学和中专技职校）和在校学生数在600 人以上的非寄宿制中小学校（包括小学、中学和中专技职校）应按学生人数 600:1 配备卫生专业技术人员 2）在校学生数在 600 人以下的非寄宿制中小学校（包括小学、中学和中专技职校）应配备保健教师或卫生专业技术人员
现场检测	现场采样	必要时对用水（二次供水）、饮水（开水、桶装水、直饮水）等进行现场采样，送有资质的检测机构实验室进行检验
	现场快检	（1）必要时对用水（二次供水）、饮水（开水、桶装水、直饮水）的浑浊度、余氯进行现场 （2）必要时对教室人均面积、课桌椅分配符合率、黑板尺寸、黑板面反射比、采光系数、窗地面积比、课桌面平均照度、灯桌间距、教室噪声、教室二氧化碳等教学环境进行现场快检

五、常用案由指引

办案指引主要内容包括案由名称、执法依据、常见违法情形、检查要点（检查前准备、检查内容及要求)、证据种类及证明内容、适用法律法规及违反、处罚条款、引用标准及规范性文件等。

案由(一):未为学生提供充足的符合卫生标准的饮用水案

表 2-34　学校卫生常用案由(一)

执法依据	《学校卫生工作条例》第四条		教育行政部门负责学校卫生工作的行政管理。卫生行政部门负责对学校卫生工作的监督指导
常见违法情形	(1) 未为学生提供充足的饮用水 (2) 未为学生提供符合卫生标准的饮用水		
检查要点	检查前准备	文书资料	现场笔录、询问笔录、责令改正通知书、委托书、监督意见书、非产品样本采样单、先行保存登记决定书等
		仪器设备	生活饮用水采样、检测仪器
		取证工具	执法记录仪、照相机等
	检查内容及要求		(1) 两名监督员、规范着装、佩戴执法记录仪、出示监督证;说明来意、告知权益 (2) 主体资质:民非组织或法人证书 (3) 为学生提供生活饮用水的情况(开水、桶装水、净化水等) (4) 为学生提供的生活饮用水的采样、检测
证据种类及证明内容	现场笔录		证明现场客观状况及涉嫌违法行为(客观、真实、内容齐全)
	视听资料		现场照片或视频:为学生提供生活饮用水的照片;生活饮用水采样、检测的照片
	书证		(1)《营业执照》《公共场所卫生许可证》复印件:证明主体资质 (2) 谈话人身份证复印件、委托书:证明谈话人身份信息
	鉴定意见		生活饮用水检测报告
	当事人的陈述		询问笔录: (1) 谈话人为法定代表人、自然人或持有《委托书》的工作人员 (2) 确认谈话人身份信息 (3) 确认责任主体和违法事实
	证人证言		询问笔录: (1) 管理人员 (2) 确认谈话人身份信息 (3) 确认违法事实
适用法律法规	《学校卫生工作条例》		
违反条款及内容	《学校卫生工作条例》第七条第二款　学校应当为学生提供充足的符合卫生标准的饮用水		
处罚条款及内容	《学校卫生工作条例》第三十三条　违反本条例第六条第一款、第七条和第十条规定的,由卫生行政部门对直接责任单位或者个人给予警告并责令限期改进。情节严重的,可以同时建议教育行政部门给予行政处分		
引用标准及规范性文件	《生活饮用水卫生标准(GB 5749—2022)》 《生活饮用水水质处理器卫生安全与功能评价规范——反渗透处理装置》		

案由(二):学校环境质量以及黑板、课桌椅的设置不符合国家有关标准案

表 2-35 学校卫生常用案由(二)

执法依据	《学校卫生工作条例》第四条		教育行政部门负责学校卫生工作的行政管理。卫生行政部门负责对学校卫生工作的监督指导。
常见违法情形	(1) 学校教学建筑不符合国家有关标准 (2) 学校环境噪声不符合国家有关标准 (3) 学校室内微小气候不符合国家有关标准 (4) 学校采光不符合国家有关标准 (5) 学校照明不符合国家有关标准 (6) 学校黑板、课桌椅的设置不符合国家有关标准		
检查要点	检查前准备	基础信息	包括一户一档信息、既往监管信息、行政处罚信息、投诉举报查处信息等
		文书资料	现场笔录、询问笔录、责令改正通知书、委托书、监督意见书、非产品样本采样单、先行保存登记决定书等
		仪器设备	激光测距仪、皮尺或卷尺、照度计、声级计
		取证工具	执法记录仪、照相机、录音笔等
	检查内容及要求		(1) 出示监督证、说明来意;佩戴执法记录仪 (2) 主体资质(法人证书、民非组织) (3) 学校教学建筑、环境噪声、室内微小气候、采光、照明等环境质量以及黑板、课桌椅的设置情况
证据种类及证明内容	现场笔录		证明现场客观状况及涉嫌违法行为(客观、真实、内容齐全)
	视听资料		现场照片或视频:存在问题的教学建筑,教室窗户、灯光、黑板、课桌椅的设置情况照片;教学环境现场检测照片
	书证		(1) 《事业单位法人证》《民办非企业单位登记证书》复印件:证明主体资质 (2) 谈话人身份证复印件、委托书:证明谈话人身份信息
	鉴定意见		学校教学环境检测报告
	当事人的陈述		询问笔录: (1) 谈话人为法定代表人、自然人或持有《委托书》的工作人员 (2) 确认谈话人身份信息 (3) 确认责任主体和违法事实
	证人证言		询问笔录: (1) 管理人员 (2) 确认谈话人身份信息 (3) 确认违法事实
适用法律法规	《学校卫生工作条例》		
违反条款及内容	《学校卫生工作条例》第六条第一款 学校教学建筑、环境噪声、室内微小气候、采光、照明等环境质量以及黑板、课桌椅的设置应当符合国家有关标准		

(续表)

处罚条款及内容	《学校卫生工作条例》第三十三条 违反本条例第六条第一款、第七条和第十条规定的,由卫生行政部门对直接责任单位或者个人给予警告并责令限期改进。情节严重的,可以同时建议教育行政部门给予行政处分
引用标准及规范性文件	《中小学设计规范(GB 50099—2011)》 《学校课桌椅功能尺寸(GB/T 3976—2014)》 《中小学校教室采光和照明卫生标准(GB 7793—2010)》

六、现场检测要求

(一) **教学环境卫生现场检测** 反映教学环境卫生的检测内容主要包括教室面积、课桌椅、黑板、采光、照明、微小气候与室内空气质量、噪声等。

1. 教室人均面积的现场检测

(1) 常用仪器:激光测距仪、皮尺或卷尺。

(2) 检测方法:在抽检教室中,用皮尺测量教室长宽并计算教室面积,或用激光测距仪直接测量教室面积。现场查看或询问被测教室实际容纳学生人数。

(3) 结果记录:教室人均面积(m^2)=被测教室面积(m^2)/该教室学生人数。

(4) 技术依据:《学校卫生综合评价(GB/T 18205—2012)》。

(5) 评价依据:按《中小学校设计规范(GB 50099—2011)》规定,普通教室人均面积小学应≥1.36 m^2、中学应≥1.39 m^2。

2. 学生课桌椅的现场检测

(1) 常用仪器:激光测距仪、皮尺或卷尺、学生身高及课桌椅型号测量尺、身高坐高计等。

(2) 检测方法:在抽检教室中,选纵向1列10名学生及其就座的课桌椅(如果1列不足10名学生,在相邻的1列中再随机选择学生测量,保证每班抽查10名学生),使用学生身高及课桌椅型号测量尺测量学生的身高及课桌、课椅型号,或者使用激光测距仪、皮尺、卷尺或木尺等测量课桌、课椅高度,使用身高坐高计测量就座学生身高。

(3) 结果记录:课桌或课椅分配符合率=(课桌或课椅型号与就座学生身高相符合的人数被测学生人数)×100%,分别计算课桌与学生身高符令率、课椅与学生身高符合率。依据《学校课桌椅功能尺寸(GB/T 3976—2002)》规定的中小学校课桌椅尺寸分别判断课桌、课椅型号或高度与就座学生身高是否符合。

(4) 技术依据:《学校课桌椅功能尺寸(GB/T 3976—2002)》《学校卫生综合评价(GB/T 18205—2012)》。

(5) 评价依据:按《学校卫生综合评价(GB/T 18205—2012)》规定,课桌与学生身高符合率≥80%、课椅与学生身高符合率≥80%时,该校课桌、课椅配置视为合格。

3. 教室黑板的现场检测 教室黑板的现场检测主要包括黑板尺寸、黑板下缘与讲台地面垂直距离两个指标。

(1) 常用仪器:激光测距仪、皮尺、卷尺。

(2) 检测方法:在抽检教室中,用激光测距仪、皮尺或卷尺测量教室黑板的宽度和高度,弧形黑板的宽度按照其弦长测量。在抽检教室中,用激光测距仪、皮尺或卷尺测量教室黑板下边缘与讲台地面之间的垂直距离。

(3) 结果记录:黑板的宽度(m),黑板的高度(m),黑板下缘与讲台地面垂直距离。

(4) 技术依据:《学校卫生综合评价(GB/T 18205—2012)》。

(5) 评价依据:按《中小学校设计规范(GB 50099—2011)》规定,黑板宽度:小学不宜小于3.60 m,中学不宜小于4.00 m,黑板高度不应小于1.00 m。按《中小学校设计规范(GB 50099—2011)》规定,黑板下边缘与讲台地面的垂直距离:小学宜为0.80～0.90 m,中学宜为1.00～1.10 m。

4. **教室采光的现场检测** 反映教室采光的主要指标包括采光系数、窗地面积比、黑板反射比、后(侧)墙反射比。

(1) 采光系数的现场检测

1) 常用仪器:照度计(数字式或指针式)。

2) 检测方法:在抽检教室内,选择光线最差的课桌面,将照度计置于该课桌面上测量照度,测得数为室内照度值。同时选择室外周围无遮挡的空地,在测量室内照度前后各测一次室外照度,取两次测得数的平均值作为室外照度值。

测量室外照度时,照度计接收器应置于与周围建筑物或其他遮挡物的距离大于遮挡物高度的六倍处,即 l 与 h 之比大于6,如图2-1所示。

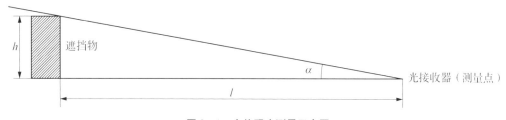

图2-1 室外照度测量示意图

注意:测定采光系数的天气条件应选全阴天,即整个天空被云遮挡,看不到太阳位置时的天空状况。测定时应选在一天内照度相对稳定的时间内进行,一般选在当地时间上午10时至下午2时。

室内照度与室外照度的测定应同时进行,测定时照度计接收器应水平放置或平放在实际工作面上。

测定室内照度时,先目测教室内照度较差的课桌面,一般为靠墙一排课桌,然后用照度计测定该排课桌前、中、后三点课桌面照度后选择最暗一点作为室内照度值。测定时应熄灭人工照明,拉开窗帘。

3) 结果记录:采光系数=室内照度/室外照度×100%。

4) 技术依据:《采光测量方法(GB/T 5699—2008)》《学校卫生综合评价(GB/T 18205—2012)》。

5) 评价依据:按《中小学校设计规范(GB 50099—2011)》《中小学校教室采光和照明卫生标准(GB 7793—2010)》规定,Ⅲ类光气候区教室课桌面上的采光系数最低值不应低于2.0%。

(2) 窗地面积比的现场检测

1) 常用仪器:激光测距仪、皮尺或卷尺。

2) 检测方法:在抽检教室中,用皮尺测量教室长宽并计算教室面积,或用激光测距仪直接测量教室面积。同时,用皮尺或卷尺测量教室采光窗窗洞长宽后,计算窗洞口总面积,或用激光测距仪直接测量教室采光窗窗洞口总面积。

3) 结果记录:窗地面积比=教室采光窗窗洞口总面积/教室,以1∶X来表示。采光窗窗洞面积不包括窗边框面积。

4) 技术依据:《学校卫生综合评价(GB/T 18205—2012)》。

5) 评价依据:按《中小学校设计规范(GB 50099—2011)》《中小学校教室采光和照明卫生标准(GB 7793—2010)》规定,教室窗地面积比不应低于1∶5。

(3) 黑板反射比的现场检测

1) 常用仪器:照度计(数字式或指针式)。

2) 检测方法:在抽检教室中,选择学生上课使用的黑板,用三条等分线将黑板垂直分为四等份,取3条等分线的中点为测定点,分别测定3个测定点的入射照度和反射照度后计算反射比,以3个测定点的平均反射比作为黑板反射比代表值。

入射照度测定:将照度计接收器紧贴于被测表面某一测定点位置。使接收器感光面背向被测表面,待数值稳定后读取数值即为入射照度。

反射照度测定:在被测表面入射照度的测定点位置,将照度计接收器置于该测定点位置,使接收器感光面对准被测表面,逐渐向外平移离开,建议向外平移离开被测表面5~10 cm,待数值稳定后读取数值即为反射照度。

3) 结果记录:反射比=反射照度/入射照度,分别计算黑良表面三个测定点的反射比,再计算三个测定点反射比的平均值,即为黑板反射比。

4) 技术依据:《采光测量方法(GB/T 5699—2008)》《学校卫生综合评价(GB/T 18205—2012)》。

5) 评价依据:《中小学校设计规范(GB 50099—2011)》规定教室黑板反射比应为0.10~0.20,《中小学校教室采光和照明卫生标准(GB 7793—2010)》规定教室黑板反射比应为0.15~0.20。评价时,建议按《中小学校设计规范(GB 50099—2011)》规定的0.10~0.20评价。

(4) 后(侧)墙反射比的现场检测

1) 常用仪器:照度计(数字式或指针式)。

2) 检测方法:在抽检教室中,选择不受光直接照射的被测墙面(后墙或侧墙),将墙壁分为左、中、右,取3个测定点,左、右测定点离其相邻墙面相接处10~20 cm,分别测定3个测定点的入射照度和反射照度后计算反射比,以3个测定点的平均反射比作为后(侧)墙反射比代表值。入射照度和反射照度的测定见"黑板反射比的现场检测的检测方法"。

3) 结果记录:反射比=反射照度/入射照度,分别计算后(侧)墙表面3个测定点的反射比,再计算3个测定点反射比的平均值,即为后(侧)墙反射比。

4) 技术依据《采光测量方法(GB/T 5699—2008)》《学校卫生综合评价(GB/T 18205—2012)》。

5) 评价依据:《中小学校设计规范(GB 50099—2011)》《中小学教室采光和照明卫生标准(GB 7793—2010)》,后(侧)墙反射比应为0.70~0.80。

5. **教室照明的现场检测**。反映教室照明的主要指标包括课桌面平均照度、课桌面测照度均匀度、黑板面平均照度、黑板面照度均匀度、灯桌间距。

(1) 课桌面平均照度及照度均匀度的现场检测

1) 常用仪器:照度计(数字式或指针式)。

2) 检测方法:在抽检教室中,选择教室左、中、右、前、中、后至少9个桌位的课桌面为测定点,各测定点间距宜为2 m,将照计度置于9个课桌面上并使接收器感光面朝上,分别测定9个课桌面的照度(图2-2)。

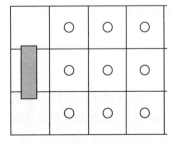

图2-2 课桌面照度测量示意图

3) 结果记录:课桌面平均照度(lx)＝各测定点课桌面照度之和/测定点数量。
课桌面照度均匀度＝各测定点课桌面最小照度/课桌面平均照度。

4) 技术依据《照明测量方法(GB/T 5700—2008)》。

5) 评价依据:《中小学校教室采光和照明卫生标准(GB 7793—2010)》规定,普通教室课桌面平均照度应≥300 lx,照度均匀度应≥0.7。

(2) 黑板面平均照度及照度均匀度的现场检测

1) 常用仪器:照度计(数字式或指针式)。

2) 检测方法:在抽检教室中,选择学生上课使用的黑板,将黑板至少上、中、下、左、中、右均匀分成9份,选每份中心点为测定点,各测定点间距宜为0.5 m,将照度计置于9个黑板测定点上并使接收器感光面背向黑板面,分别测定9个黑板测定点的照度。

3) 结果记录:黑板面平均照度(lx)＝各测定点黑板面照度之和/测定点数量,黑板面照度均匀度＝各测定点黑板面最小照度/黑板面平均照度。

4) 技术依据:《照明测量方法(GB/T 5700—2008)》。

5) 评价依据:《中小学校教室采光和照明卫生标准(GB 7793—2010)》规定,教室黑板面平均照度应≥500 lx,照度均匀度应≥0.8。

(3) 灯桌间距的现场检测

1) 常用仪器:激光测距仪、皮尺或卷尺。

2) 检测方法:在抽检教室中,用激光测距仪、皮尺或卷尺测量教室照明灯具灯管下缘至课桌面之间的垂直距离。

3) 结果记录:灯桌间距(m)。

4) 技术依据:《学校卫生综合评价(GB/T 18205—2012)》。

5) 评价依据:《中小学校设计规范(GB 50099—2011)》《中小学校教室采光和照明卫生标准(GB 7793—2010)》规定,灯具距课桌面的最低悬挂高度应≥1.7 m。《国家学校体育卫生条件试行基本标准(教体艺〔2008〕5号)》规定灯具距桌面的悬挂高度为1.7~1.9 m。

6. 教室噪声的现场检测

(1) 常用仪器:声级计。

(2) 检测方法:在抽检教室中,选教室中央距地面1.2 m高处为测定点,用声级计现场测定,待仪器性能稳定后直接读数,分别在关窗条件下用声级计现场测定背景噪声或本底噪声,在开窗条件下测定外来声源噪声。

(3) 结果记录:外来声源噪声－背景(本底)噪声计算声级差,按声级值修正表(表2－36)查出对应修正值;按公式:外来声源噪声－修正值后即为外环境对学校教室产生的噪声值。

表2－36　声级值修正表

外来声源噪声与背景(本底)噪声级差(dB)	≤3	4,5	6,7,8,9	10
修正值	3	2	1	0

(4) 技术依据:《学校卫生综合评价(GB/T 18205—2012)》《公共场所噪声测定方法(GB/T 18204.22—2000)》。

(5) 评价依据：《学校卫生综合评价(GB/T 18205—2012)》规定外环境对学校普通教室产生的噪声按照现行《图书馆、博物馆、美术馆、展览馆卫生标准(GB 9669—1996)》中图书馆噪声限定借评价，即应≤50 dB(A)。

7. 学校生活饮用水卫生现场检测。参照饮用水余氯、饮用水浑浊度现场检测。

（杨　凌）

第七节·托幼机构卫生监督

一、概念

托幼机构卫生监督指卫生健康行政部门及其委托的卫生健康监督机构依据相关卫生法律规范，对托儿所、幼儿园等机构贯彻执行托幼机构相关法律规范的情况进行督促检查，并对其违法行为作出处理的行政执法活动。

二、要点释义

1. 托幼机构·是指招收0~6岁儿童的各级各类托儿所、幼儿园。
2. 保健室·是指未取得《医疗机构执业许可证》，在卫生保健人员指导下，开展托幼机构卫生知识宣传教育、疾病预防、卫生消毒、膳食营养、食品卫生、饮用水卫生等工作的托幼机构内设卫生机构。卫生保健人员包括医生、护士和保健员。
3. 保健员·是指具有高中以上学历，经过卫生保健专业知识培训，具有托幼机构卫生保健基础知识，掌握卫生消毒、传染病管理和营养膳食管理等技能的工作人员，负责托幼机构的卫生保健工作的人员。

三、相关法律法规

1. 卫生法律·《中华人民共和国传染病防治法》等。
2. 卫生行政法规·《疫苗流通和预防接种管理条例》《突发公共卫生事件应急条例》等。
3. 卫生行政规章·《托儿所幼儿园卫生保健管理办法》《突发公共卫生事件与传染病疫情检测信息报告管理办法》《生活饮用水卫生监督管理办法》《消毒管理办法》等。
4. 卫生规范性文件·《托儿所幼儿园卫生保健工作规范（卫妇社发〔2012〕35号）》《学校和托幼机构传染病疫情报告工作规范（试行）（卫办疾控发〔2006〕65号）》《关于做好入托、入学儿童预防接种证查验工作的通知（卫疾控发〔2005〕第408号）》《手足口病聚集性和暴发疫情处置工作规范（2012版）（卫办疾控发〔2012〕第80号）》等。
5. 卫生标准·《托儿所幼儿园建筑设计规范（JGJ 39—1987）》《生活饮用水卫生标准（GB 5749—2006）》等。

四、现场监督要点

见表2-37。

表2-37 托幼机构卫生监督检查要点

执法依据	《中华人民共和国传染病防治法》第六条第一款		国务院卫生行政部门主管全国传染病防治及其监督管理工作。县级以上地方人民政府卫生行政部门负责本行政区域内的传染病防治及其监督管理工作
	《托儿所幼儿园卫生保健管理办法》第五条第三款		卫生监督执法机构应当依法对托幼机构的饮用水卫生、传染病预防和控制等工作进行监督检查
检查要点	检查前准备	基础信息	一户一档信息、既往监管信息、行政处罚信息、投诉举报查处信息等
		文书资料	现场笔录、询问笔录、责令改正通知书、谈话通知书、委托书、监督意见书、非产品样品采样单、原始记录等
		仪器设备	激光测距仪、皮尺或卷尺、照度计、声级计、温湿度计、二氧化碳检测仪、浊度仪、测氯仪等;生活饮用水采样工具(根据检查目的选择)
		取证工具	执法记录仪、照相机、录音笔等
	检查内容及要求	规范执法	规范着装、佩戴执法记录仪、出示监督证、说明来意、告知权益
		经营状况	托幼机构是否正常经营(根据开园授课情况进行确认)
		主体资质	公立托幼机构通过事业单位法人证进行确认;私营托幼机构通过民办非企业单位登记证书进行确认
		传染病防治管理组织领导	(1)现场查阅托幼机构年度工作计划,是否将传染病防治纳入托幼机构年度工作计划并建立园长负责制 (2)现场查阅传染病突发公共卫生事件应急处置工作预案 (3)现场查阅传染病防治管理组织网络,是否设立传染病防治管理部门和配备专兼职管理人员
		传染病防治制度落实情况	(1)现场查看书面制度和照片、板报、记录等,学校是否建立落实传染病防治宣传教育制度 (2)通过查阅制度、登记记录或日志等,核实托幼机构是否落实入园(所)儿童预防接种证的查验、晨午检及全日健康观察工作、因病缺勤要登记、传染病病愈返校、儿童健康体检等
		传染病疫情报告执行情况	(1)是否建立了由学生到老师到学校疫情报告人、到学校领导的传染病疫情发现、信息登记与报告制度 (2)报告内容、时限和方式是否符合《学校和托幼机构传染病疫情报告工作规范(试行)》的要求 (3)是否存在漏报、迟报、瞒报、错报的情况
		传染病防控措施落实情况	(1)对被污染的教室、玩具、个人生活物品等有无进行消毒处理 (2)查阅消毒产品生产企业卫生许可证和产品卫生安全评价报告,核实使用的消毒产品是否合格
		卫生保健员	(1)托幼机构是否按照每150名儿童设1名专职卫生保健人员 (2)卫生保健员是否取得卫生保健专业培训证书
		饮水卫生	(1)采用二次供水方式的学校,检查要点详见"二次供水"章节 (2)供应开水的托幼机构,查看盛装开水的器具是否定期清洗消毒;是否加盖加锁;供水员是否有健康合格证明

(续表)

		(3) 对供应桶装水的托幼机构,查看供水单位的卫生许可证;桶装水分批次的水质检验合格报告;饮水机的涉水产品卫生许可批件,以及对饮水机的出水口定期消毒记录
	卫生室/保健室	(1) 卫生室是否持有效的《医疗机构执业许可证》,医疗机构执业情况检查要点详见"医疗机构"章节 (2) 保健室的设置是否符合要求:保健室面积不少于 12 m²,设有儿童观察床、桌椅、药品柜、资料柜、流动水或代用流动水等设施。配备儿童杠杆式体重秤、身高计(供 2 岁以上儿童使用)、量床(供 2 岁及以下儿童使用)、国际标准视力表或标准对数视力表灯箱、体围测量软尺等设备,以及消毒压舌板、体温计、手电筒等晨检用品。配备消毒剂、紫外线消毒灯或其他空气消毒装置 (3) 人员配置是否符合要求: 1) 按照收托 150 名儿童至少设 1 名专职卫生保健人员的比例配备卫生保健人员,收托 150 名以下儿童的可配备兼职卫生保健人员 2) 卫生保健人员是否经当地妇幼保健机构组织的卫生保健专业知识培训并考核合格
现场检测	现场采样	必要时对二次供水、饮水(开水、桶装水、直饮水)进行采样
	现场快检	必要时对用水(二次供水)、饮水(开水、桶装水、直饮水)的浑浊度、余氯进行现场快检

(杨 凌)

第三章

医疗执业监督

医疗执业监督包括医疗机构执业监督、医疗人员监督、处方监督、母婴保健技术及无证行医监督等内容。本章主要围绕各卫生监督的概念、要点释义、法律法规体系、现场监督要点、常见行政处罚案由办案指引、现场仪器设备操作及采样要求和常见投诉举报等内容进行介绍,便于新卫生监督员快速掌握相应知识,对开展现场监督、实施行政处罚和投诉举报处置等措施起到一定的指导作用。

第一节·医疗机构执业监督

一、概念

医疗机构执业监督指各级卫生健康行政部门及其委托的卫生健康监督机构依据相关卫生法律规范等对医疗卫生机构和医务人员在执业活动中,执行医疗机构执业相关法律规范情况进行监督检查,并对其违法行为进行处理的行政执法活动。

二、要点释义

1. 医疗机构·是指依据《医疗机构管理条例》和《医疗机构管理条例实施细则》的规定,经登记取得《医疗机构执业许可证》的从事医疗执业活动的机构。

2. 卫生技术人员·是指按照国家有关法律、法规和规章的规定取得卫生技术人员资格或者职称的人员。

三、法律法规体系

1. 卫生法律·《中华人民共和国基本医疗卫生与健康促进法》《中华人民共和国医师法》《中华人民共和国献血法》《中华人民共和国精神卫生法》《中华人民共和国中医药法》等。

2. 卫生行政法规·《医疗机构管理条例》《麻醉药品和精神药品管理条例》《医疗器械监督管理条例》《医疗纠纷预防和处理条例》《护士条例》《乡村医生从业管理条例》等。

3. 卫生行政规章·《医疗机构管理条例实施细则》《医疗质量管理办法》《处方管理办法》《抗菌药物临床应用管理办法》《医疗技术临床应用管理办法》《医疗机构临床用血管理办法》《外国医师来华短期行医暂行管理办法》《香港、澳门特别行政区医师在内地短期行医管理规定》《台湾地区医师在大陆短期行医管理规定》《医师执业注册管理办法》《医师外出会诊管理暂行规定》《医疗美容服务管理办法》《医疗机构临床用血管理办法》《性病防治管理办法》《医疗广告管理办法》等。

4. 卫生规范性文件。《健康体检管理暂行规定》《病历书写基本规范》《医疗机构药事管理规定》《医疗机构麻醉药品、第一类精神药品管理规定》《医疗机构基本标准(试行)》《卫生部关于全科医疗科诊疗范围的批复》《卫生部关于对非法采供血液和单采血浆、非法行医专项整治工作中有关法律适用问题的批复》《卫生部关于实施吊销〈医疗机构执业许可证〉有关问题的批复》《卫生部法监司关于对〈医疗机构管理条例〉中非法所得含义解释的答复》《卫生部关于非营利性医疗机构出租医疗场所有关问题的批复》《卫生部关于未取得麻醉诊疗科目开展全身麻醉认定问题的批复》《卫生部关于内科执业医师出具心电图诊断报告单有关问题的批复》《卫生部关于外科执业医师出具B超诊断报告有关问题的批复》《卫生部关于医技人员出具相关检查诊断报告问题的批复》《卫生部关于临床执业助理医师在急救机构执业有关问题的批复》《国家卫生计生委关于儿科医师出具超声心动图和心电图诊断报告等有关问题的批复》《卫生部关于取得医师资格但未经执业注册的人员开展医师执业活动有关问题的批复》《卫生部关于医学生毕业后暂未取得医师资格从事诊疗活动有关问题的批复》《国家卫生计生委关于美容培训机构学员相互注射定性问题的批复》《国家卫生健康委办公厅关于禁止开展"小腿神经离断瘦腿手术"的通知》《卫生部关于武汉中墺医疗美容门诊部执业有关问题的批复》《关于印发医疗质量安全核心制度要点的通知》等。

四、现场监督要点

见表3-1。

表3-1 医疗机构执业现场监督要点

执法依据	《医疗机构管理条例》第五条第二款		县级以上地方人民政府卫生行政部门负责本行政区域内医疗机构的监督管理工作
检查要点	检查前准备	文书资料	现场笔录、询问笔录、责令改正通知书、委托书、监督意见书、证据先行保存登记决定书、证据先行保存登记处理决定书、送达地址确认书等
		基础信息	包括一户一档信息、既往监管信息、行政处罚信息、投诉举报查处信息等
		仪器设备	无
		取证工具	执法记录仪、照相机、录音笔等
	检查内容及要求	规范执法	两名监督员、规范着装;佩戴执法记录仪,出示监督证,说明来意,告知权益
		经营状况	医疗机构是否在执业(可通过病人、医护着装、医学文书等判断)
		主体资质	公立机构通过事业单位法人证进行确认;民非组织通过民办非企业单位登记证书进行确认;私营机构通过营业执照进行确认
		机构执业	(1)对照《医疗机构执业许可证》,是否按期校验;执业信息及收费是否公示 (2)对照《医疗机构执业许可证》,执业地点、诊疗科目、服务方式及内容等与实际一致
		人员管理	(1)医师:在本机构注册或备案,从事的诊疗活动与其执业类别、范围等相符

(续表)

			(2) 护士:在本机构注册或备案 (3) 药学人员:药学人员已取得药学人员专业技术资格 (4) 医技人员:如放射技师、检验师、康复技师等取得相应卫生技术人员资格 (5) 其他相应诊疗活动资格:如麻醉药品和第一类精神药品、抗菌药物、母婴保健技术、限制类医疗技术、放射培训、性传播疾病诊疗等相应的资质 (6) 配置:医务人员配置符合标准要求;符合《医疗机构基本标准(试行)》及相关设置标准
		医疗质量管理	(1) 制度:核查医疗质量管理制度(18项核心制度)制定及落实情况;重大医疗质量安全事件报告情况 (2) 医学证明文件管理 (3) 病历书写客观、真实、准确、及时、完整、规范性 (4) 处方开具、调剂规范,处方点评
		药品和医疗器械管理	(1) 麻醉药品和精神药品管理 1) 临床使用资质管理:应取得《麻醉药品、第一类精神药品购用印鉴卡》,且登记内容与实际精麻药品购置情况相符 2) 入库存放使用"五个专"要求:专人负责、专柜加锁(双人双锁)、专用账册、专册登记、专用处方 3) 文书保存期限:麻醉药品和第一类精神药品处方保存3年;专用账册保存5年 4) 处方开具及调剂:使用麻醉药品和第一类精神药品专用处方;开具医师及调剂药师的资质;处方格式及最大限量;使用环节和弃液处置环节的双人核对签名 5) 回收和销毁:相应记录 (2) 抗菌药物管理 1) 抗菌药物管理工作组织和制度建立和落实情况 2) 特殊使用级抗菌药物使用情况 3) 非限制使用级、限制使用级与特殊使用级抗菌药物处方医师权限 4) 抗菌药物采购、购销、临床应用情况 (3) 医疗器械管理 1) 医疗器械进货查验制度和记录情况 2) 无菌医疗器械、一次性使用的医疗器械、重复使用的医疗器械的管理 3) 植入类医疗器械、介入类医疗器械使用管理等 (4) 大型医用设备管理 1) 对照《大型医用设备配置许可证》,查看相关信息是否与实际一致 2) 有无使用未取得《大型医用设备配置许可证》的大型医用设备 3) 有无使用存在安全隐患、无合格证明、过期、失效、淘汰的大型医用设备等 4) 大型医用设备是否定期维护
		医疗技术管理	(1) 医疗机构限制类技术临床应用备案情况 (2) 医疗技术临床应用管理制度的制定及落实情况 (3) 各项医疗技术临床应用管理规范的执行情况 (4) 未开展禁止类医疗技术 (5) 临床研究类医疗技术管理情况

		(续表)
	临床用血	(1) 医疗机构临床用血是否使用卫生行政部门指定血站提供的血液 (2) 建立并落实用血相应的管理组织和制度 (3) 血液储存符合要求；贮血设备专一用途并有应急电源保障，有相应记录；各类血液制品是否按血型分类贮存，在规定温度和条件下贮存，标签保持完整 (4) 临床用血病历规范：输血申请单、输血治疗同意书、完整的输血病程记录及护理记录等
	现场检测	无

五、常用行政处罚案由办案指引

本办案指引主要内容包括常用案由名称、执法依据、常见违法情形、检查要点（检查前准备、检查内容及要求）、证据种类及证明内容、适用法律法规及违反条款、处罚条款、引用标准及规范性文件等。

案由（一）：使用非卫生技术人员从事医疗卫生技术工作案

表3-2 医疗机构执业监督常用案由（一）

执法依据	《医疗机构管理条例》 第五条第二款	县级以上地方人民政府卫生行政部门负责本行政区域内医疗机构的监督管理工作
	《医疗机构管理条例实施细则》 第六十六条	各级卫生计生行政部门负责所辖区域内医疗机构的监督管理工作
常见违法情形	\multicolumn{2}{l}{(1) 使用未按照国家有关法律、法规和规章的规定取得卫生技术人员资格或者职称的人员从事医疗卫生技术工作的 (2) 使用卫生技术人员从事本专业以外的诊疗活动的（以下为特殊情况） 1) 执业范围为内科并从事心血管内科诊疗工作的执业医师可以出具心电图诊断报告单 2) 执业范围仅为外科专业的医师在临床工作中可以使用B超观察病情，但不能出具B超诊断报告 3) 医师注册后有下列情况之一的，不属于超范围执业：对病人实施紧急医疗救护的；临床医师依据《住院医师规范化培训规定》和《全科医师规范化培训试行办法》等，进行临床转科的；依据国家有关规定，经医疗、预防、保健机构批准的卫生支农、会诊、进修、学术交流、承担政府交办的任务和卫生行政部门批准的义诊等；省级以上卫生行政部门规定的其他情形 (3) 安排未取得医师资格的医学专业毕业生独立从事临床工作的 (4) 聘用取得医师资格但未经医师注册取得执业证书的人员从事医师执业活动的 (5) 使用执业助理医师单独开展诊疗活动的（临床执业助理医师经执业注册，并取得设区的市级以上卫生行政部门颁发的院前急救培训合格证书后，在急救站点通过救护车辆无线通信或远程会诊系统，在执业医师指导下可以从事相应的执业活动） (6) 使用医技人员出具影像、病理、超声、心电图等诊断性报告 (7) 使用因行政处罚而暂停执业的医护人员从事医疗执业活动的}	
检查要点	检查前准备	文书资料	现场笔录、询问笔录、责令改正通知书、委托书、监督意见书、先行保存登记决定书等
		基础信息	包括一户一档信息、既往监管信息、行政处罚信息、投诉举报查处信息等

(续表)

	仪器设备	/
	取证工具	执法记录仪、照相机、录音笔等
检查内容及要求		(1) 两名监督员,规范着装,佩戴执法记录仪,出示监督证,说明来意;告知权益。 (2) 能够证明具有主体资格的《医疗机构执业许可证》和《营业执照》/《事业单位法人证书》/《民办非企业单位登记证书》 (3) 当事人使用人员从事医疗执业活动的证据:医疗文书、开展诊疗活动的收费票据等 (4) 当事人使用的卫生技术人员资格或资质证明:医师资格证书、医师执业证书、护士执业证书、卫生技术人员专业技术任职资格证书等 (5) 证明相关人员由医疗机构聘用的证据:劳动合同、聘用合同等
证据种类及证明内容	现场笔录	证明现场客观状况及涉嫌违法行为(客观、真实、内容齐全、签字确认)
	视听资料	现场照片或视频:证明当事人使用未取得卫生技术人员从事医疗执业活动的证据
	书证	(1)《营业执照》/《事业单位法人证书》/《民办非企业单位登记证书》和《医疗机构执业许可证》复印件:证明主体资质 (2) 当事人或被授权委托人、谈话人身份证复印件、委托书:证明当事人及谈话人身份信息 (3) 医疗文书、开展诊疗活动的收费票据等复印件:证明当事人使用非卫生技术人员从事医疗执业活动 (4) 医师资格证书、医师执业证书、护士执业证书、卫生技术人员专业技术任职资格证书等复印件:证明当事人使用的人员未取得卫生技术人员资格或资质不符要求的证据 (5) 劳动合同、聘用合同:证明相关人员由医疗机构聘用 (6) 相关人员已提交的注册申请材料、给患者造成伤害的证据如医疗损害鉴定书等
	当事人的陈述	询问笔录: (1) 谈话人为法定代表人、自然人或持有《委托书》的工作人员 (2) 确认谈话人身份信息 (3) 确认责任主体和违法事实
	证人证言	询问笔录: (1) 聘用的非卫生技术人员、患者及管理人员 (2) 确认谈话人身份信息 (3) 确认违法事实
适用法律法规		《医疗机构管理条例》《医疗机构管理条例实施细则》
违反条款及内容		《医疗机构管理条例》第二十七条 医疗机构不得使用非卫生技术人员从事医疗卫生技术工作
处罚条款及内容		《医疗机构管理条例》第四十七条 违反本条例第二十七条规定,使用非卫生技术人员从事医疗卫生技术工作的,由县级以上人民政府卫生行政部门责令其限期改正,并可以处以1万元以上10万元以下的罚款;情节严重的,吊销其《医疗机构执业许可证》或者责令其停止执业活动 《医疗机构管理条例实施细则》第八十一条 任用非卫生技术人员从事医疗卫生技术工作的,责令其立即改正,并可处以3000元以下罚款;有下列情形之一的,处以3000元以上5000元以下罚款,并可以吊销其《医疗机构执业许可证》: (一) 任用两名以上非卫生技术人员从事诊疗活动 (二) 任用的非卫生技术人员给患者造成伤害

| 引用标准及规范性文件 | 《国家卫生计生委关于儿科医师出具超声心动图和心电图诊断报告等有关问题的批复（国卫医函〔2017〕218号）》《卫生部关于临床执业助理医师在急救机构执业有关问题的批复（卫医政函〔2011〕31号）》《卫生部关于外科执业医师出具B超诊断报告有关问题的批复（卫医政函〔2009〕463号）》《卫生部关于内科执业医师出具心电图诊断报告单有关问题的批复（卫医政函〔2008〕第557号）》《卫生部关于实施吊销〈医疗机构执业许可证〉有关问题的批复（卫医法发〔2006〕第327号）》《卫生部关于医学生毕业后暂未取得医师资格从事医疗活动有关问题的批复（卫政法发〔2005〕357号）》《卫生部关于取得医师资格但未经执业注册的人员开展医师执业活动有关问题的批复（卫政法发〔2004〕178号）》《卫生部关于医技人员出具相关检查诊断报告问题的批复（卫政法发〔2004〕163号）》 |

案由（二）：允许未取得护士执业证书的人员或者允许未办理执业地点变更手续、延续执业注册有效期的护士在本机构从事诊疗技术规范规定的护理活动案

表3-3 医疗机构执业监督常用案由（二）

执法依据	《护士条例》第五条第二款		县级以上地方人民政府卫生主管部门负责本行政区域的护士监督管理工作
常见违法情形	（1）未取得护士执业证书的人员 （2）未按照规定办理执业地点变更手续的护士 （3）护士执业注册有效期届满未延续执业注册的护士 （4）在教学、综合医院进行护理临床实习的人员未在护士指导下，独立开展有关工作的		
检查要点	检查前准备	文书资料	现场笔录、询问笔录、责令改正通知书、委托书、监督意见书、先行保存登记决定书等
		基础信息	包括一户一档信息、既往监管信息、行政处罚信息、投诉举报查处信息等
		仪器设备	/
		取证工具	执法记录仪、照相机、录音笔等
	检查内容及要求		（1）两名监督员、规范着装；出示监证件，佩戴执法记录仪；说明来意，告知权益 （2）能够证明具有主体资格的《医疗机构执业许可证》和《营业执照》/《事业单位法人证书》/《民办非企业单位登记证书》 （3）检查在岗护士的《护士执业证书》：真实性、有效期和注册的执业地点，通过护士电子化注册系统查询护士注册情况 （4）（特殊情况）进修、学术交流和承担卫生支农等活动的护士，不需办理变更注册手续 （5）检查在医院实习的和毕业后未经注册的护士是否独立从事护理工作
证据种类及证明内容	现场笔录		证明现场客观状况及涉嫌违法行为（客观、真实、内容齐全、签字确认）
	视听资料		现场照片或视频：证明允许未取得护士执业证书的人员或者允许未办理执业地点变更手续、延续执业注册有效期的护士在本机构从事诊疗技术规范规定的护理活动的证据
	书证		（1）《营业执照》/《事业单位法人证书》/《民办非企业单位登记证书》和《医疗机构执业许可证》复印件 （2）当事人或被授权委托人、谈话人身份证复印件、委托书 （3）护士排班表、交班表、护理记录、治疗单、输液单、医嘱单

(续表)

		(4) 护士执业证书复印件、护士电子化注册系统截图 (5) 劳动合同、聘用合同
	当事人的陈述	询问笔录： (1) 谈话人为法定代表人、自然人或持有《委托书》的工作人员 (2) 确认谈话人身份信息 (3) 确认责任主体和违法事实
	证人证言	询问笔录： (1) 当事护士询问笔录、患者及管理人员 (2) 确认谈话人身份信息 (3) 确认违法事实
适用法律法规	《护士条例》	
违反条款及内容	《护士条例》第二十一条　医疗卫生机构不得允许下列人员在本机构从事诊疗技术规范规定的护理活动 （一）未取得护士执业证书的人员 （二）未依照本条例第九条的规定办理执业地点变更手续的护士 （三）护士执业注册有效期届满未延续执业注册的护士 在教学、综合医院进行护理临床实习的人员应当在护士指导下开展有关工作	
处罚条款及内容	《护士条例》第二十八条第（二）项　医疗卫生机构有下列情形之一的，由县级以上地方人民政府卫生主管部门依据职责分工责令限期改正；给予警告；逾期不改正的，根据国务院卫生主管部门规定的护士配备标准和在医疗卫生机构合法执业的护士数量核减其诊疗科目，或者暂停其 6 个月以上 1 年以下执业活动；国家举办的医疗卫生机构有下列情形之一、情节严重的，还应当对负有责任的主管人员和其他直接责任人员依法给予处分 （二）允许未取得护士执业证书的人员或者允许未依照本条例规定办理执业地点变更手续、延续执业注册有效期的护士在本机构从事诊疗技术规范规定的护理活动的	
引用标准及规范性文件	《卫生部办公厅、国家中医药管理局办公室关于加强护士执业注册工作的通知（卫办医发〔2004〕198号）》	

案由(三)：诊疗活动超出登记或者备案范围

表 3-4　医疗机构执业监督常用案由（三）

执法依据	《医疗机构管理条例》第五条第二款	县级以上地方人民政府卫生行政部门负责本行政区域内医疗机构的监督管理工作
	《医疗机构管理条例实施细则》第六十六条	各级卫生计生行政部门负责所辖区域内医疗机构的监督管理工作
常见违法情形	(1) 超出登记的诊疗科目范围开展执业活动 (2) 超出登记的服务方式范围开展执业活动 (3) 超出登记的医疗技术范围开展执业活动 (4) 超出登记的医疗美容项目范围开展执业活动	

(续表)

检查要点	检查前准备	文书资料	现场笔录、询问笔录、责令改正通知书、委托书、监督意见书、先行保存登记决定书等
		基础信息	包括一户一档信息、既往监管信息、行政处罚信息、投诉举报查处信息等
		仪器设备	/
		取证工具	执法记录仪、照相机、录音笔等
	检查内容及要求		(1) 两名监督员，规范着装；佩戴执法记录仪，出示监督证，说明来意；告知权益 (2) 能够证明具有主体资格的《医疗机构执业许可证》和《营业执照》/《事业单位法人证书》/《民办非企业单位登记证书》 (3) 当事人诊疗活动超出登记或者备案范围的证据：医疗文书、开展诊疗活动的收费票据等 (4) 开展相关诊疗活动的人员资格或资质证明：医师资格证书、医师执业证书、护士执业证书、卫生技术人员专业技术任职资格证书等 (5) 证明相关人员由医疗机构聘用的证据：劳动合同、聘用合同等
证据种类及证明内容	现场笔录		证明现场客观状况及涉嫌违法行为(客观、真实、内容齐全、签字确认)
	视听资料		现场照片或视频：证明当事人诊疗活动超出登记或者备案范围的证据
	书证		(1)《营业执照》/《事业单位法人证书》/《民办非企业单位登记证书》和《医疗机构执业许可证》复印件：证明主体资质 (2) 当事人或被授权委托人、谈话人身份证复印件、委托书：证明当事人及谈话人身份信息 (3) 医疗文书、开展诊疗活动的收费票据等复印件：证明当事人诊疗活动超出登记或者备案范围 (4) 医师资格证书、医师执业证书、护士执业证书、卫生技术人员专业技术任职资格证书等复印件：证明当事人使用人员超出登记或者备案范围开展诊疗活动 (5) 劳动合同、聘用合同：证明相关人员由医疗机构聘用 (6) 相关人员已提交的注册申请材料、给病人造成伤害的证据如医疗损害鉴定书等
	当事人的陈述		询问笔录： (1) 谈话人为法定代表人、自然人或持有《委托书》的工作人员 (2) 确认谈话人身份信息 (3) 确认责任主体和违法事实
	证人证言		询问笔录： (1) 患者、医护人员或管理人员 (2) 确认谈话人身份信息 (3) 确认违法事实
适用法律法规	《医疗机构管理条例》《医疗机构管理条例实施细则》		
违反条款及内容	《医疗机构管理条例》第二十六条　医疗机构必须按照核准登记或者备案的诊疗科目开展诊疗活动		
处罚条款及内容	《医疗机构管理条例》第四十六条　违反本条例第二十六条规定，诊疗活动超出登记或者备案范围的，由县级以上人民政府卫生行政部门予以警告、责令其改正，没收违法所得，并可以根据情节处以1万元以		

(续表)

	上10万元以下的罚款;情节严重的,吊销其《医疗机构执业许可证》或者责令其停止执业活动 《医疗机构管理条例实施细则》第八十条　除急诊和急救外,医疗机构诊疗活动超出登记的诊疗科目范围,情节轻微的,处以警告;有下列情形之一的,责令其限期改正,并可处以3000元以下罚款 　(一)超出登记的诊疗科目范围的诊疗活动累计收入在3000元以下 　(二)给患者造成伤害 　有下列情形之一的,处以3000元罚款,并吊销《医疗机构执业许可证》 　(一)超出登记的诊疗科目范围的诊疗活动累计收入在3000元以上 　(二)给患者造成伤害 　(三)省、自治区、直辖市卫生行政部门规定的其他情形
引用标准及规范性文件	《卫生部关于实施吊销〈医疗机构执业许可证〉有关问题的批复(卫政法发〔2006〕237号)》《卫生部关于未取得麻醉诊疗科目开展全身麻醉认定问题的批复(卫医政函〔2009〕411号)》《卫生部关于武汉中澳医疗美容门诊部执业有关问题的批复(卫医政函〔2010〕422号)》《卫生部关于全科医疗科诊疗范围的批复(卫政法发〔2006〕498号)》

六、常见投诉举报处置

投诉内容(一):反映某医疗机构取得设置许可,但未获得《医疗机构执业许可证》擅自执业

1. 调查依据　主要依据《中华人民共和国基本医疗卫生与健康促进法》《医疗机构管理条例》《医疗机构管理条例实施细则》等。

2. 调查方法

(1) 如投诉举报人留有联系方式且愿意配合,现场调查前对投诉举报人进行沟通与询问,收集相关信息与证据。

(2) 系统查询医疗机构一户一档信息,初步判断该机构是否取得《医疗机构执业许可证》。

(3) 现场检查医疗机构的标识、名称等;诊疗活动的主体、项目、服务对象;诊疗活动相关的登记本、病史、处方、检验报告、诊断报告、收费单据等;使用的药品、器械等。

(4) 对开展卫生服务的人员进行询问:包括从事诊疗活动的时间、地点、内容、对象,使用的药品、器械、技术手段、服务收费等。

(5) 对服务对象(病人)进行询问:包括就诊的时间、地点、内容、诊疗费用,从业人员治疗方式、使用的仪器、药物等。

(6) 对医院法定代表人或其委托人进行调查:确认违法主体、是否取得执业许可、开展诊疗活动的时间、从业人员的资质,开展的项目、使用的药品、器械、收费等,根据调查结果依法处理。

投诉内容(二):反映某医疗机构超出登记的诊疗科目范围看性病(开展全身麻醉)等问题

1. 调查依据　主要依据《中华人民共和国基本医疗卫生与健康促进法》《医疗机构管理条例》《医疗机构管理条例实施细则》等。

2. 调查方法

(1) 如投诉举报人留有联系方式且愿意配合,现场调查前对投诉举报人进行沟通与询问,收集相关信息与证据。

(2) 系统查询该机构一户一档信息,初步判断该医疗机构是否核准有皮肤病与性病专业(全身麻醉)。

(3) 调查该机构《医疗机构执业许可证》上名称、地址、诊疗科目,并调查开诊科室是否有正在从事性病诊疗(全身麻醉)的行为。

(4) 调查病历、处方、检验报告、诊断报告等医学文书、与诊疗活动相关的登记本、治疗单、收费单据是否与性病诊疗(全身麻醉)有关。

(5) 调查在诊疗活动中是否使用与性病诊疗(全身麻醉)有关的药品、器械、技术手段等。

(6) 对医院法定代表人或其委托人、相关的医护人员及病人进行询问调查,确认违法主体和违法事实,根据调查结果依法处理。

投诉内容(三):反映某医疗机构的医生病史书写不规范或篡改、伪造、撕毁病历

1. **调查依据**。主要依据《中华人民共和国医师法》《医疗纠纷预防和处理条例》《医疗事故处理条例》《病历书写基本规范》等。

2. **调查方法**

(1) 如投诉举报人留有联系方式且愿意配合,现场调查前对投诉举报人进行沟通与询问,收集原始病史资料。

(2) 调查该机构《医疗机构执业许可证》上名称、地址、诊疗科目。

(3) 对举报涉及的当事医师进行询问调查,并调查医师的相关资质和书写医疗文书情况。

(4) 如投诉举报人提供病史资料,须与医院机构保存的病史进行核查,确认病史书写是否符合规范。

(5) 涉嫌篡改、伪造、撕毁病历的,调查病历中是否有内容的篡改、伪造及冒用签名等情况;如医疗机构与医生否认冒用签名,建议投诉举报人至司法部门进行笔迹鉴定。

(6) 根据需要对被投诉医生周围同事等其他相关医护人员进行询问调查。

(7) 对医院法定代表人或其委托人进行调查,确认违法主体和违法事实,根据调查结果依法处理。

投诉内容(四):反映某医疗机构医生处方开具不规范问题

1. **调查依据**。主要依据《中华人民共和国医师法》《麻醉药品和精神药品管理条例》《处方管理办法》。

2. **调查方法**

(1) 如投诉举报人留有联系方式且愿意配合,现场调查前对投诉举报人进行沟通与询问,收集相关证据。

(2) 调查该机构《医疗机构执业许可证》上名称、地址、诊疗科目。

(3) 调查投诉举报人反映的处方,检查处方是否按规定开具。

(4) 对涉及的当事医师或药师进行询问调查,并调查医师或药师的相关资质(药师资格证名称)和处方开具、调剂情况。

(5) 涉及精麻方的调查要点:①医院是否取得麻醉药品和第一类精神药品的购用印鉴卡、是否设有精麻药品储存专柜,实行双人双锁管理;②医师是否经过麻醉药品和精神药品实用知识培训考核并取得相应的处方资格、是否使用专用精麻处方及开具的精麻药品剂型剂量是否符合临床诊断疾病的需要;③调查所使用的精麻处方是否进行专册登记,保存期限是否符合要求。

(6) 根据调查结果依法处理。

投诉内容(五):反映某医疗机构使用未注册在本机构的医生行医

1. **调查依据**。主要依据《中华人民共和国医师法》《医疗机构管理条例》《医疗机构管理条例实施细则》《处方管理办法》《医师外出会诊管理暂行规定》等。

2. **调查方法**

(1) 如投诉举报人留有联系方式且愿意配合,现场调查前对投诉举报人进行询问调查,收集相关证据。

(2) 调查该机构《医疗机构执业许可证》上名称、地址、诊疗科目。

(3) 调查被投诉医生实际执业地点和注册地点、所从事的医疗执业行为(具体诊疗内容、是否出具医学文书)、执业时间等。

(4) 对属于会诊情形的,调查是否办理相关会诊手续,会诊双方单位是否具备相应资质等。

(5) 对属于本市医师外出行医管理情形的,调查相关协议签订情况,双方医疗机构是否具有相应资质,是否超出被邀请医生执业范围,医师医学专业技术职务任职资格情况,外出执业机构数和执业时间等,根据调查结果依法处理。

投诉内容(六):反映医疗机构未征得患者同意施行手术、特殊检查或者特殊治疗

1. 调查依据。主要依据《中华人民共和国医师法》《中华人民共和国医疗纠纷和处理条例》《医疗事故处理条例》《病历书写基本规范》等。

2. 调查方法

(1) 如投诉举报人留有联系方式且愿意配合,现场调查前对投诉举报人进行沟通与询问,收集相关证据。

(2) 调查该机构《医疗机构执业许可证》上名称、地址、诊疗科目。

(3) 根据投诉举报人提供的病历资料,确认为患者施行的是否属于手术、特殊检查、特殊治疗等需要告知的诊疗技术。

(4) 调查病历中留存的相关知情同意书情况,是否有主治医师及患者或家属签名等。

(5) 对医疗机构法定代表人或其委托人及相关医生进行调查,确认违法主体和违法事实,根据调查结果依法处理。

投诉内容(七):反映医疗机构出具虚假医学证明文件(健康证、病假单)

1. 调查依据。主要依据《中华人民共和国医师法》《医疗机构管理条例》《医疗机构管理条例实施细则》等。

2. 调查方法

(1) 如投诉举报人留有联系方式且愿意配合,现场调查前对投诉举报人进行沟通与询问,确认是否有医务人员未经亲自诊查出具医学证明、收受不正当利益的情况。

(2) 调查该机构《医疗机构执业许可证》上名称、地址、诊疗科目,调查是否核准有健康体检服务方式。

(3) 如反映未经体检擅自办理健康证问题,确认身份信息后立即通过上海市从业人员预防性健康检查信息系统查询相关健康合格证明信息并固定证据。

(4) 对投诉举报人的诊疗过程进行调查,确认患者的姓名、病历、诊治科目、经治医师的姓名,病情及医学证明开具过程。

(5) 调查医疗机构开具医学证明的相关制度规定,并确认投诉事项中涉及的医务人员具体情况。

(6) 对涉及的医务人员(医生、护士)进行询问,确定是否存在未经亲自诊查开具医学证明的事实。

(7) 调查涉嫌虚假文件证明的内容,作出证明的具体诊断过程,检查实验室检验报告等原始记录,调查虚假文件造成的后果等。

(8) 对医疗机构法定代表人或其委托人及相关医生进行询问调查,确认违法主体和违法事实,根据调查结果依法处理。

投诉内容(八):反映某医疗机构超出医疗器械治疗范围对患者开展医疗美容行为

1. 调查依据。主要依据《医疗器械临床使用管理办法》等。

2. 调查方法

(1)如投诉举报人留有联系方式且愿意配合,现场调查前对投诉举报人进行沟通与询问,收集相关证据。

(2)核查该机构《医疗机构执业许可证》上名称、地址、诊疗科目。

(3)调查患者病历资料,核查是否有投诉举报人所述医疗美容项目。

(4)调查该机构是否建立并执行医疗器械进货查验记录制度、是否对使用医疗器械的工作人员进行技术培训,并核查投诉举报人所述医疗器械的注册证、适用范围等。

(5)调查该机构内使用医疗器械的人员资质。

(6)对医疗机构法定代表人或其委托人及相关医生进行询问调查,确认违法主体和违法事实,根据调查结果依法处理。

投诉内容(九):反映被医托骗至某医疗机构就诊,花费数千元中医药费

1. 调查依据。主要依据《中华人民共和国基本医疗卫生与健康促进法》《中华人民共和国医师法》《医疗机构管理条例》《医疗机构管理条例实施细则》等。

2. 调查方法

(1)如投诉举报人留有联系方式且愿意配合,现场调查前对投诉举报人进行沟通与询问,收集相关信息与证据。

(2)调查该机构《医疗机构执业许可证》上名称、地址、诊疗科目及人员资质。

(3)调查医疗机构人事合同、工资发放等财务流水账、涉嫌雇佣关系的书面协议及支付医托费用等的书面记录。

(4)对医疗机构内正在就诊的患者进行询问调查。

(5)调查涉案科室诊疗活动,对涉案科室医务人员进行询问调查。

(6)对医院法定代表人或其委托人进行询问调查,确认违法主体和违法事实,根据调查结果依法处理。

投诉内容(十):反映辖区内某三级医院及地铁站等附近有医托揽客现象

1. 调查依据。主要依据《中华人民共和国基本医疗卫生与健康促进法》《中华人民共和国医师法》《医疗机构管理条例》《医疗机构管理条例实施细则》等。

2. 调查方法

(1)如投诉举报人留有联系方式且愿意配合,现场调查前对投诉举报人进行沟通与询问,收集相关信息与证据。

(2)根据投诉举报人提供线索,协同公安、城管等相关部门联合行动,控制医托。

(3)如控制医托,对其进行询问调查,获取雇佣医托单位的信息,现场如有患者,可对患者进行询问调查。

(4)如雇佣医托的单位不属于本区管辖,将相关材料移交。

(5)如雇佣医托的单位属于本区管辖,则对该单位进行现场调查。

(6)如雇佣医托的单位为医疗机构的,参考上述投诉内容(九)调查方法。

(7)如雇佣医托的单位为非医疗机构,但现场发现有开展医疗活动,参考无证行医的调查方法。

(吴梦安)

第二节 · 医疗卫生人员监督

一、概念

医疗卫生人员监督是指卫生健康行政部门及其委托的卫生健康监督机构依据相关卫生法律规范对医疗卫生人员执业活动进行监督检查,并对其违法行为作出处理的行政执法活动。旨在依法规范医疗执业行为,保障医疗质量安全,维护群众健康权益。

二、要点释义

医疗卫生人员,通常被分为医师、护士、药师、技师四类。具体包括执业医师、执业助理医师、注册护士、药师(士)、检验技师(士)、影像技师(士)和乡村医生等卫生专业人员。

1. 医师 · 是指依法取得医师资格,经注册在医疗卫生机构中执业的专业医务人员,包括执业医师和执业助理医师。国家实行医师资格考试制度,医师资格考试分为执业医师资格考试和执业助理医师资格考试。国家实行医师执业注册制度,取得医师资格的,可以向所在地县级以上地方人民政府卫生健康主管部门申请注册。医师经注册后,可以在医疗卫生机构中按照注册的执业地点、执业类别、执业范围执业,从事相应的医疗卫生服务。乡村医生是指经注册在村医疗卫生机构从事预防、保健和一般医疗服务的工作人员。

2. 护士 · 是指经执业注册取得护士执业证书,依照《护士条例》规定从事护理活动,履行保护生命、减轻痛苦、增进健康职责的卫生技术人员。护士执业应当经执业注册取得护士执业证书。

3. 药师 · 是药学专业技术人员的统称,指受过高等药学教育或在医疗预防机构、药事机构和制药企业从事药品调剂、制备、检定和生产等工作并经有关部门审查合格的药学技术人员。药师可分为执业药师和临床药师。

4. 技师 · 从事医疗卫生服务的技术人员通常被称为医技人员,医疗机构内除医师、护士、药学技术人员之外从事其他技术服务的卫生专业技术人员。主要是检验科、影像科、B超室、心电图、脑电图等辅助科室的技术工作人员,还包括口腔医学技术、康复技师等专业技术人员。

5. 医师执业地点、执业类别、执业范围 · 执业地点是指执业医师执业的医疗、预防、保健机构所在地的省级行政区划和执业助理医师执业的医疗、预防、保健机构所在地的县级行政区划。执业类别是指临床、中医(包括中医、民族医和中西医结合)、口腔、公共卫生。执业范围是指医师在医疗、预防、保健活动中从事的与其执业能力相适应的专业,具体执业范围参照《关于医师执业注册中执业范围的暂行规定》等规定。医师取得《医师执业证书》后,应当按照注册的执业地点、执业类别、执业范围,从事相应的医疗、预防、保健活动。

三、法律法规体系

1. 卫生法律 · 《中华人民共和国医师法》等。
2. 卫生行政法规 · 《乡村医生从业管理条例》《护士条例》《医疗机构管理条例》等。
3. 卫生行政规章 · 《医师执业注册管理办法》《医师外出会诊管理暂行规定》《医师定期考核管理办法》《外国医师来华短期行医暂行管理办法》《香港和澳门特别行政区医疗专业技术人员在内地短期执业管理暂行规定》《香港、澳门特别行政区医师在内地短期行医管理规定》《台湾地区医师在大陆短期行医管理规定》《护士执业资格考试办法》《护士执业注册管理办法》《处方管理办法》等。

4. 卫生规范性文件：《卫生部关于内科执业医师出具心电图诊断报告单有关问题的批复》《卫生部关于外科执业医师出具B超诊断报告有关问题的批复》《卫生部关于医技人员出具相关检查诊断报告问题的批复》《卫生部关于临床执业助理医师在急救机构执业有关问题的批复》《国家卫生计生委关于儿科医师出具超声心动图和心电图诊断报告等有关问题的批复》《卫生部关于取得医师资格但未经执业注册的人员开展医师执业活动有关问题的批复》《卫生部关于医学生毕业后暂未取得医师资格从事诊疗活动有关问题的批复》等。

四、现场监督要点

见表3-5。

表3-5 医疗卫生人员现场监督要点

执法依据	《中华人民共和国医师法》第四条第二款		县级以上地方人民政府卫生健康主管部门负责本行政区域内的医师管理工作。县级以上地方人民政府教育、人力资源社会保障、中医药等有关部门在各自职责范围内负责有关的医师管理工作
	《护士条例》第五条第二款		县级以上地方人民政府卫生主管部门负责本行政区域的护士监督管理工作
	《医疗机构管理条例》第五条第二款		县级以上地方人民政府卫生行政部门负责本行政区域内医疗机构的监督管理工作
	《处方管理办法》第三条第二款		县级以上地方卫生行政部门负责本行政区域内处方开具、调剂、保管相关工作的监督管理
检查要点	检查前准备	文书资料	现场笔录、询问笔录、责令改正通知书、委托书、监督意见书、证据先行保存登记决定书、证据先行保存登记处理决定书、送达地址确认书等
		基础信息	包括一户一档信息、既往监管信息、行政处罚信息、投诉举报查处信息等
		仪器设备	无
		取证工具	执法记录仪、照相机、录音笔等
	检查内容及要求	规范执法	两名监督员、规范着装；佩戴执法记录仪、出示监督证；说明来意、告知权益
		经营状况	医疗机构是否在执业(可通过病人、医护着装、医学文书等判断)
		主体资质	确认主体资格(机构：营业执照、事业单位法人证书、民办非企业单位登记证书等；个人：身份证、驾驶证、社保卡、护照等)
		制度管理	相应的医务人员制度建立及落实情况
		人员执业管理	(1) 医师 1) 按照注册的执业地点、执业类别、执业范围执业从事相应的医疗卫生服务 2) 外国医师、港澳台医师、乡村医师按规定开展诊疗活动

(续表)

		3) 执业助理医师应当在执业医师的指导下按执业类别、执业范围执业（乡、民族乡、镇和村医疗卫生机构以及艰苦边远地区县级医疗卫生机构的除外） 4) 其他相应诊疗活动资格：如麻醉药品和第一类精神药品、抗菌药物、母婴保健技术、限制类医疗技术、性传播疾病诊疗、美容主诊医师等相应的资格 5) 医疗文书书写规范 6) 签署有关医学证明文件，必须亲自诊查、调查 7) 诊疗中应使用经依法批准或者备案的药品、消毒药剂、医疗器械，采用合法、合规、科学的诊疗方法 8) 落实首诊负责制 （2）护士 1) 在本机构注册或备案且在有效期内 2) 未使用护理临床实习人员单独执业 3) 护理活动符合法律、法规、规章和诊疗技术规范的规定 （3）药学人员 1) 药学人员已取得药学人员专业技术资格 2) 规范开展处方审核、调配、核对发药 3) 开展麻醉药品和第一类精神药品调剂的取得相应培训合格证书 （4）医技人员 1) 放射技师、检验师、康复技师等取得相应资质 2) 医疗活动及相应文书书写符合规定
	现场检测	无

五、常用行政处罚案由办案指引

办案指引主要内容包括案由名称、执法依据、常见违法情形、检查要点（检查前准备、检查内容及要求）、证据种类及证明内容、适用法律法规及违反条款、处罚条款、引用标准及规范性文件、自由裁量等。

案由：未按规定填写病历资料，或者未按规定补记抢救病历

表3-6 医疗卫生人员行政处罚常用案由

执法依据	《医疗纠纷预防和处理条例》第六条第一款		卫生主管部门负责指导、监督医疗机构做好医疗纠纷的预防和处理工作，引导医患双方依法解决医疗纠纷
常见违法情形	（1）未按照规定填写病历资料 （2）未按规定补记抢救病历		
检查要点	检查前准备	文书资料	现场笔录、询问笔录、责令改正通知书、监督意见书、先行保存登记决定书等
		基础信息	包括一户一档信息、既往监管信息、行政处罚信息、投诉举报查处信息等
		仪器设备	/
		取证工具	执法记录仪、照相机、录音笔等

(续表)

	检查内容及要求	(1) 两名监督员、规范着装；佩戴执法记录仪，出示监督证，说明来意；告知权益 (2) 能够证明主体的身份证明 (3) 门(急)诊病历：包括门(急)诊病历首页(门(急)诊手册封面)、病历记录、化验单(检验报告)、医学影像检查资料等 (4) 住院病历：包括住院病案首页、入院记录、病程记录、手术同意书、麻醉同意书、输血治疗知情同意书、特殊检查(特殊治疗)同意书、病危(重)通知书、医嘱单、辅助检查报告单、体温单、医学影像检查资料、病理资料等 (5) 抢救病历：记录抢救时间应当具体到分钟 (6) 电子病历 (7) 死亡病例讨论记录、疑难病例讨论记录、会诊意见、病程记录 (8) 交(接)班记录、医生值班表、门诊日志、手术登记本、住院日志登记本 (9) 医疗机构病历管理相关制度 (10)《医疗机构执业许可证》 (11) 医师/护士/医技人员资格证书和执业证书
证据种类及证明内容	现场笔录	证明现场客观状况及涉嫌违法行为(客观、真实、内容齐全、签字确认)
	视听资料	现场照片或视频：证明当事人未按规定填写病历资料，或者未按规定补记抢救病历相关照片
	书证	(1)《医疗机构执业许可证》复印件 (2) 病历、住院志、体温单、医嘱单、化验单(检验报告)、医学影像检查资料、特殊检查同意书、手术同意书、手术及麻醉记录单、病理资料等病历资料复印件 (3) 死亡病例讨论记录、疑难病例讨论记录、上级医师查房记录、会诊意见、病程记录等复印件 (4) 交(接)班记录、医生值班表、门诊日志、手术登记本、住院日志登记本等复印件 (5) 医师、护士、医技人员资格证书和执业证书 (6) 医疗机构病历管理制度
	当事人的陈述	询问笔录： (1) 谈话人为法定代表人、自然人或持有《委托书》的工作人员 (2) 确认谈话人身份信息 (3) 确认责任主体和违法事实
	证人证言	询问笔录： (1) 医护人员、患者及其家属等 (2) 确认谈话人身份信息 (3) 确认违法事实
适用法律法规		《医疗纠纷预防和处理条例》
违反条款及内容		《医疗纠纷预防和处理条例》第十五条　医疗机构及其医务人员应当按照国务院卫生主管部门的规定，填写并妥善保管病历资料 因紧急抢救未能及时填写病历的，医务人员应当在抢救结束后6小时内据实补记，并加以注明 任何单位和个人不得篡改、伪造、隐匿、毁灭或者抢夺病历资料

(续表)

处罚条款及内容	《医疗纠纷预防和处理条例》第四十七条第（四）项　医疗机构及其医务人员有下列情形之一的，由县级以上人民政府卫生主管部门责令改正，给予警告，并处1万元以上5万元以下罚款；情节严重的，对直接负责的主管人员和其他直接责任人员给予或者责令给予降低岗位等级或者撤职的处分，对有关医务人员可以责令暂停1个月以上6个月以下执业活动；构成犯罪的，依法追究刑事责任： （四）未按规定填写、保管病历资料，或者未按规定补记抢救病历
引用标准及规范性文件	《病历书写基本规范》《医疗机构病历管理规定（卫医发〔2002〕193号）》《中医病历书写基本规范》《电子病历基本规范（试行）》《中医电子病历基本规范》

六、常见投诉举报处置

投诉内容：反映某医疗机构使用非卫生技术人员从事诊疗活动的问题（包括无任何资质人员从事医师执业活动、未取得医师资格的大学毕业生独立从事诊疗活动、取得医师资格但未经注册的人员独立从事诊疗活动、无任何资质人员从事医学检验工作、无任何资质人员从事超声、心电图、病理检查及诊断工作）。

（一）调查依据　主要依据《中华人民共和国基本医疗卫生与健康促进法》《中华人民共和国医师法》《医疗机构管理条例》《医疗事故处理条例》《医疗机构管理条例实施细则》《护士条例》《麻醉药品和精神药品管理条例》《处方管理办法》《放射诊疗管理规定》《外国医师来华短期行医暂行管理办法》《台湾地区医师在大陆短期行医管理规定》《香港、澳门特别行政区医师在内地短期行医管理规定》等。

（二）调查方法

（1）如投诉举报人留有联系方式且愿意配合，现场调查前对投诉举报人进行沟通与询问，收集相关信息与证据。

（2）系统查询被投诉人员信息，初步判断被投诉人员是否具有相关资质。

（3）调查该机构《医疗机构执业许可证》上名称、地址、诊疗科目。

（4）调查被投诉人员是否持有有效《医师执业证书》或《护士执业证书》等相关资质证明。

（5）调查被投诉人员是否存在诊疗行为或护理行为。

（6）调查被投诉人员所在科室的处方、病历，是否出具相应的医学文书或是否存在护理行为的记录等书证。

（7）调查手术登记本、值班登记本等是否有被投诉人员从事相关医学活动的记录。

（8）对被投诉人员进行询问调查，核实其资质及执业行为情况；对其周围的同事等其他医护人员进行询问调查；如被投诉人员为医学院在校大学生或规培医生，须调查该医疗机构是否有带教或规培相关协议和计划、是否有带教医师，并对带教医师进行询问调查。

（9）对医院法定代表人或其委托人进行调查，确认违法主体和违法事实，根据调查结果依法处理。

（三）其他按照使用非卫受理与调查处理的情况　医疗机构使用卫生技术人员从事本专业以外的诊疗活动，按使用非卫处理，包括临床科室医师从事非本专业以外诊疗活动、技工从事医师执业工作、护士从事医师执业工作、其他临床医师（非医学影像和放射治疗专业医师）出具超声诊断报告、心电图诊断报告、其他临床医师（非医学检验、病理专业医师）出具病理诊断报告、聘用未经大陆短期行医执业注册的台湾医师从事诊疗活动及聘用未经内地短期行医执业注册的港澳医师从事诊疗活动。

（吴梦安）

第三节·处 方 监 督

一、概念

处罚监督是指卫生健康行政部门及其委托的卫生健康监督机构，依据相关卫生法律规范对医疗卫生机构医师在诊疗活动中为患者开具的并作为患者用药凭证的医疗文书的规范管理情况进行监督检查，并对其违法行为作出处理的行政执法活动。

二、要点释义

1. 处方·是指由注册的执业医师和执业助理医师（以下简称医师）在诊疗活动中为患者开具的、由取得药学专业技术职务任职资格的药学专业技术人员（以下简称药师）审核、调配、核对，并作为患者用药凭证的医疗文书。处方包括医疗机构病区用药医嘱单。

2. 调剂·指药学专业技术人员对医师开具的处方进行审查、处理和执行的行为，包括对处方的审核、评估、核对、发药、用药安全指导和处方调配等，取得药学专业技术职务任职资格的人员方可从事处方调剂工作。具有药师以上专业技术职务任职资格的人员负责处方审核、评估、核对、发药以及安全用药指导，药士从事处方调配工作。

3. 四查十对·药师调剂处方时必须做到"四查十对"：查处方，对科别、姓名、年龄；查药品，对药名、剂型、规格、数量；查配伍禁忌，对药品性状、用法用量；查用药合理性，对临床诊断。

4. 麻精一药品处方资格·执业医师经考核合格后取得麻醉药品和第一类精神药品的处方权，药师经考核合格后取得麻醉药品和第一类精神药品调剂资格。

5. 抗菌药物处方资格·国家对抗菌药物临床应用实行分级管理，符合相应的专业技术职务任职资格的医师，经培训并考核合格后授予相应的抗菌药物处方权。具有高级专业技术职务任职资格的医师，可授予特殊使用级抗菌药物处方权；具有中级以上专业技术职务任职资格的医师，可授予限制使用级抗菌药物处方权；具有初级专业技术职务任职资格的医师，在乡、民族乡、镇、村的医疗机构独立从事一般执业活动的执业助理医师以及乡村医生，可授予非限制使用级抗菌药物处方权。药师经培训并考核合格后，方可获得抗菌药物调剂资格。

6. 处方颜色要求·普通处方为白色纸黑字；急诊处方为淡黄色纸黑字，右上角标注"急诊"；儿科处方为淡绿色纸黑字，右上角标注"儿科"；麻、精一处方为淡红色纸黑字，右上角标注"麻、精一"；精二为白色纸绿字，右上角标注"精二"；中药饮片处方为白色纸黑字。

7. 长期处方·是指具备条件的医师按照规定，对符合条件的慢性病患者开具的处方用量适当增加的处方。适用于临床诊断明确、用药方案稳定、依从性良好、病情控制平稳、需长期药物治疗的慢性病患者。医疗用毒性药品、放射性药品、易制毒药品、麻醉药品、第一类和第二类精神药品、抗微生物药物（治疗结核等慢性细菌真菌感染性疾病的药物除外），以及对储存条件有特殊要求的药品不得用于长期处方。

三、法律法规体系

1. 卫生法律 《中华人民共和国医师法》《中华人民共和国药品管理法》等。
2. 卫生行政法规 《麻醉药品和精神药品管理条例》。
3. 卫生行政规章及规定 《处方管理办法》《抗菌药物临床应用管理办法》《抗菌药物临床应用管理办法》《医疗机构药事管理规定》《抗菌药物临床应用指导原则》《医院处方点评管理规范（试行）》《长期处方管理规范（试行）》《上海市医疗机构麻醉药品、第一类精神药品管理规定》《精麻药品品种目录》等。

四、现场监督要点

见表 3-7。

表 3-7 处方现场监督要点

执法依据	《处方管理办法》第三条第二款		县级以上地方卫生行政部门负责本行政区域内处方开具、调剂、保管相关工作的监督管理
检查要点	检查前准备	文书资料	现场笔录、询问笔录、责令改正通知书、委托书、监督意见书、证据先行保存登记决定书、证据先行保存登记处理决定书、送达地址确认书等
		基础信息	包括一户一档信息、既往监管信息、行政处罚信息、投诉举报查处信息等
		仪器设备	无
		取证工具	执法记录仪、照相机、录音笔等
	检查内容及要求	规范执法	两名监督员、规范着装；佩戴执法记录仪、出示监督证；说明来意、告知权益
		经营状况	医疗机构是否在执业（可通过病人、医护着装、医学文书等判断）
		主体资质	确认主体资格（机构：营业执照、事业单位法人证书、民办非企业单位登记证书等；个人：居民身份证）
		医师资质	(1) 开具处方的医师取得处方权，有签名留样或有专用签章备案 (2) 开具的处方与医师的执业类别及执业范围符合 (3) 开具麻醉药品及第一类精神药品经培训考核合格 (4) 开具抗菌药物经培训考核合格
		处方开具	(1) 使用的规范格式的处方 (2) 处方书写规范 (3) 按照诊疗规范及药品说明书开展处方 (4) 处方一般不超过7日用量，急诊处方一般不超过3日用量，慢性病、老年病或特殊情况注明理由后可延长 (5) 麻醉药品及第一类精神药品处方开具：①为门（急）诊患者开具的：麻醉药品注射剂，每张处方为一次常用量；控缓释剂，每张处方不得超过7日常用量；其他剂型，每张处方不得超过3日常用量。第一类精神药品注射剂，每张处方为一次常用量；控缓释剂，每张处方不得超过7日常用量；其他剂型，每张处方不得超过3日常用量。哌

(续表)

			醋甲酯用于治疗儿童多动症时,每张处方不得超过 30 天常用量。②为门(急)诊癌症疼痛患者和中、重度慢性疼痛患者开具的:麻醉药品、第一类精神药品注射剂,每张处方不得超过 3 日常用量;控缓释制剂,每张处方不得超过 15 日常用量;其他剂型,每张处方不得超过 7 日常用量。③为住院患者开具的:麻醉药品和第一类精神药品处方应当逐日开具,每张处方为 1 日常用量。④对于需要特别加强管制的麻醉药品:盐酸二氢埃托啡处方为一次常用量,仅限于二级以上医院内使用;盐酸哌替啶处方为一次常用量,仅限于医疗机构内使用 (6) 抗菌药物处方开具:副高以上的医师有特殊使用级抗菌药物处方权;中级以上医师有限制使用级抗菌药物处方权;初级医师,在乡、民族乡、镇、村的医疗机构独立从事一般执业活动的执业助理医师以及乡村医生,有非限制使用级抗菌药物处方权
		处方调剂	(1) 取得药学专业技术职务任职资格的人员调剂处方 (2) 药师经考核合格后取得麻醉药品和第一类精神药品调剂资格 (3) 药师经培训并考核合格后,方可获得抗菌药物调剂资格 (4) 按照操作规程调剂处方药品
		处方保管	(1) 普通处方、急诊处方、儿科处方保存期限为 1 年 (2) 医疗用毒性药品、第二类精神药品处方保存期限为 2 年 (3) 麻醉药品和第一类精神药品处方保存期限为 3 年
		处方点评	(1) 建立并落实处方点评制度 (2) 对不合理处方进行通报、干预
	现场检测	无	

五、常用行政处罚案由办案指引

办案指引主要内容包括案由名称、执法依据、常见违法情形、检查要点(检查前准备、检查内容及要求)、证据种类及证明内容、适用法律法规及违反条款、处罚条款、引用标准及规范性文件等。

案由:使用未取得处方权的人员、被取消处方权的医师开具处方案

表3-8 处方常用行政处罚案由

执法依据	《处方管理办法》第三条第二款		县级以上地方卫生行政部门负责本行政区域内处方开具、调剂、保管相关工作的监督管理
常见违法情形	(1) 使用未变更执业地点的执业医师开具处方 (2) 使用未授予处方权的进修医师开具处方 (3) 使用被取消处方权的医师开具处方 (4) 说明:医疗机构使用不具备《医师资格证书》或《医师执业证书》的人员开具处方,或除乡、民族乡、镇、村以外的医疗机构使用执业助理医师独立开具处方的,按照《医疗机构管理条例》的规定处理		
检查要点	检查前准备	文书资料	现场笔录、询问笔录、责令改正通知书、委托书、监督意见书、先行保存登记决定书等
		基础信息	包括一户一档信息、既往监管信息、行政处罚信息、投诉举报查处信息等

(续表)

		仪器设备	/
		取证工具	执法记录仪、照相机、录音笔等
	检查内容及要求		（1）两名监督员，规范着装，佩戴执法记录仪，出示监督证，说明来意，告知权益 （2）能够证明具有主体资格的《医疗机构执业许可证》和《营业执照》/《事业单位法人证书》/《民办非企业单位登记证书》 （3）当事人使用未取得处方权的人员、被取消处方权的医师开具处方的证据：相应处方、病历、开展诊疗活动的收费票据等 （4）当事人使用的未取得处方权的人员、被取消处方权的医师的资格或资质证明：医师资格证书、医师执业证书、医疗机构的医师签名留样或专用签章备案材料等 （5）证明相关人员由医疗机构聘用的证据：劳动合同、聘用合同等
证据种类及证明内容	现场笔录		证明现场客观状况及涉嫌违法行为（客观、真实、内容齐全）
	视听资料		现场照片或视频：证明当事人使用未取得处方权的人员、被取消处方权的医师开具处方的证据
	书证		（1）《营业执照》/《事业单位法人证书》/《民办非企业单位登记证书》和《医疗机构执业许可证》复印件：证明主体资质 （2）当事人或被授权委托人、谈话人身份证复印件、委托书：证明当事人及谈话人身份信息 （3）相应处方、病历、开展诊疗活动的收费票据等复印件：证明当事人使用未取得处方权的人员、被取消处方权的医师开具处方 （4）医师资格证书、医师执业证书、医疗机构的医师签名留样或专用签章备案材料等复印件：证明当事人使用未取得处方权的人员、被取消处方权的医师开具处方 （5）劳动合同、聘用合同：证明相关人员由医疗机构聘用 （6）相关人员已提交的注册申请材料、给患者造成伤害的证据如医疗损害鉴定书等
	当事人的陈述		询问笔录： （1）谈话人为法定代表人、自然人或持有《委托书》的工作人员 （2）确认谈话人身份信息 （3）确认责任主体和违法事实
	证人证言		询问笔录： （1）当事医师、患者及其家属等 （2）确认谈话人身份信息 （3）确认违法事实
适用法律法规	《处方管理办法》		
违反条款及内容	《处方管理办法》第四十七条　未取得处方权的人员及被取消处方权的医师不得开具处方		
处罚条款及内容	《处方管理办法》第五十四条第（一）项　医疗机构有下列情形之一的，由县级以上卫生行政部门按照《医疗机构管理条例》第四十八条的规定，责令限期改正，并可处以5000元以下的罚款；情节严重的，吊销其《医疗机构执业许可证》 （一）使用未取得处方权的人员、被取消处方权的医师开具处方的		
引用标准及规范性文件	无		

六、常见投诉举报处置

(一)投诉内容 反映某医疗机构医生处方开具不规范问题。

(二)处置流程

1. 调查依据 主要依据《中华人民共和国医师法》《麻醉药品和精神药品管理条例》《处方管理办法》等。

2. 调查方法

(1) 如投诉举报人留有联系方式且愿意配合,现场调查前对投诉举报人进行沟通与询问,收集相关证据。

(2) 调查该机构《医疗机构执业许可证》上名称、地址、诊疗科目。

(3) 调查投诉举报人反映的处方,检查处方是否按规定开具。

(4) 对涉及的当事医师或药师进行询问调查,并调查医师或药师的相关资质(药师资格证名称)和处方开具、调剂情况。

(5) 涉及精麻方的调查要点:①医院是否取得麻醉药品和第一类精神药品的购用印鉴卡、是否设有精麻药品储存专柜,实行双人双锁管理;②医师是否经过麻醉药品和精神药品实用知识培训考核并取得相应的处方资格、是否使用专用精麻处方及开具的精麻药品剂型剂量是否符合临床诊断疾病的需要;③调查所使用的精麻处方是否进行专册登记,保存期限是否符合要求。

(6) 根据调查结果依法处理。

(吴梦安)

第四节 · 母婴保健技术监督

一、概念

母婴保健技术服务监督是指各级卫生健康行政部门及其委托的卫生健康监督机构依照相关卫生法律规范,对从事母婴保健技术服务活动的机构和人员执行母婴保健法律规范的情况进行监督检查,对其违法行为进行处理的行政执法活动。

二、要点释义

1. 母婴保健技术服务 根据《中华人民共和国母婴保健法》和《中华人民共和国母婴保健法实施办法》,母婴保健技术服务主要包括:有关母婴保健的科普宣传、教育和咨询;婚前医学检查;产前诊断和遗传病诊断;助产技术;实施医学上需要的节育手术;新生儿疾病筛查;有关生育、节育、不育的其他生殖保健服务。

2. 产前诊断 是指对胎儿进行先天性缺陷和遗传性疾病的诊断。

三、法律法规体系

1. 卫生法律 《中华人民共和国母婴保健法》等。

2. 卫生行政法规 《中华人民共和国母婴保健法实施办法》等。

3. 卫生行政规章。《母婴保健专项技术服务许可及人员资格管理办法》《禁止非医学需要的胎儿性别鉴定和选择性别的人工终止妊娠的规定》《产前诊断技术管理办法》《新生儿疾病筛查管理办法》等。

4. 卫生规范性文件。《关于启用新版出生医学证明(第六版)的通知》《关于进一步规范母乳代用品宣传和销售行为的通知》《关于严禁医疗机构及其人员推销宣传母乳代用品的通知》《卫生部关于〈产前诊断技术管理办法〉第二条适用问题的批复》《关于规范有序开展孕妇外周血胎儿游离DNA产前筛查与诊断工作的通知》《关于严禁非法使用超声诊断仪开展"胎儿摄影"活动的通知》《卫生部关于产妇分娩后胎盘处理问题的批复》《医疗机构新生儿安全管理制度(试行)》《孕产妇妊娠风险评估与管理工作规范》等。

四、现场监督

见表3-9。

表3-9 母婴保健技术现场监督要点

执法依据	《中华人民共和国母婴保健法》第二十九条		县级以上地方人民政府卫生行政部门管理本行政区域内的母婴保健工作
检查要点	检查前准备	文书资料	现场笔录、询问笔录、责令改正通知书、委托书、监督意见书、证据先行保存登记决定书、证据先行保存登记处理决定书、送达地址确认书等
		基础信息	包括一户一档信息、既往监管信息、行政处罚信息、投诉举报查处信息等
		仪器设备	无
		取证工具	执法记录仪、照相机、录音笔等
	检查内容及要求	规范执法	两名监督员、规范着装;佩戴执法记录仪、出示监督证;说明来意、告知权益
		经营状况	医疗机构是否在执业(可通过病人、医护着装、医学文书等判断)
		主体资质	确认主体资格(机构:营业执照、事业单位法人证书、民办非企业单位登记证书等;个人:当事人身份证、驾驶证、社保卡、护照等)
		机构资质	(1)《医疗机构执业许可证》,检查实际开展项目、执业地点等是否与核准内容一致 (2)《母婴保健技术服务执业许可证》,检查实际开展项目、执业地点等是否与核准一致 (3)技术备案:相应的限制性医疗技术备案
		人员资质	(1)是否具备相应的医师或护士执业资质 (2)持有相应的《母婴保健技术考核合格证书》,且从事的具体母婴保健项目与核准一致 (3)从事新生儿疾病筛查的人员,符合《新生儿疾病筛查技术规范》规定的条件
		制度建立	建立健全母婴保健管理制度

(续表)

	技术应用及文书管理	（1）婚前医学检查 1）环境符合要求 2）婚前医学检查的开展情况符合规范要求 （2）产前诊断（筛查） 1）孕妇外周血胎儿游离DNA产前筛查与诊断：独立开展孕妇外周血胎儿游离DNA产前筛查与诊断的机构对该技术进行备案登记，未独立开展的与具备条件的第三方检测机构签订协议；技术操作符合相关要求；遵循知情同意原则；规范书写病历文书；"两非"要求 2）唐氏综合征产前筛查技术，遗传咨询技术，细胞遗传、分子遗传技术，超声产前诊断技术：技术操作符合相关要求，遵循知情同意原则，规范书写病历文书 （3）节育手术和终止妊娠技术：技术操作符合相关要求；遵循知情同意原则；规范书写病历文书；"两非"要求；计划生育药具管理符合要求 （4）助产技术：落实妊娠风险预警评估；建立《产前检查记录单》并定期产检；"两非"要求；按要求进行危重孕产妇及孕产妇死亡管理；《出生医学证明》的管理符合相关管理要求；按要求正确处置胎盘；按要求进行新生儿预防接种；按要求进行新生儿疾病筛查
	现场检测	无

五、常见投诉举报处置

（一）投诉内容 反映某医疗机构非法开展人流（取环）等问题。

（二）处置流程

1. 调查依据 主要依据《中华人民共和国人口与计划生育法》《中华人民共和国母婴保健法》《中华人民共和国母婴保健法实施办法》等。

2. 调查方法

（1）如投诉举报人留有联系方式且愿意配合，现场调查前对投诉举报人进行沟通与询问，收集相关信息与证据。

（2）系统查询该机构一户一档信息，初步判断该医疗机构是否核准有计划生育技术服务专业、是否持有《母婴保健技术服务执业许可证》，是否核有终止妊娠、节育等技术服务。

（3）调查该机构《医疗机构执业许可证》上名称、地址、诊疗科目及《母婴保健技术服务执业许可证》上技术服务项目。

（4）调查相关从业人员是否持有执业资质和专项许可资质，如《母婴保健技术考核合格证书》，是否核有节育和终止妊娠技术等考核项目。

（5）调查病历、处方、检查报告、诊断报告等医学文书、与诊疗活动相关的登记本、治疗单、收费单据是否与计划生育技术服务有关。

（6）对已经发生的行为调查在诊疗活动是否使用与计划生育技术服务有关的药品、器械、技术手段等。

（7）现场检查妇科门诊、手术室等场地，是否存在开展人流的行为；如发现正在开展人流的行为，对相关医生、护士等人员进行调查。现场在输液室或观察室询问相关输液病人和留院病人，询问是否人流等，根据调查结果依法处理。

（吴梦安）

第五节 · 无证行医监督

一、概念

无证行医是指未取得《医疗机构执业许可证》或未经备案开展诊疗活动的行为称为无证行医。无证行医的主体包括法人及非法人组织(以下简称"单位")和自然人,自然人又分为医师和非医师。主要情形包括:

(1) 未取得《医疗机构执业许可证》开展诊疗活动的。
(2) 使用伪造、变造的《医疗机构执业许可证》开展诊疗活动的。
(3)《医疗机构执业许可证》被撤销、吊销或者已经办理注销登记,继续开展诊疗活动的。
(4) 当事人未按固定申请延续以及卫生健康行政部门不予受理延续或者不批准延续,《医疗机构执业许可证》有效期届满后继续开展诊疗活动的。
(5) 法律、法规、规章规定的其他无证行医行为。

二、要点释义

(一) **诊疗活动** 通过各种检查,使用药物、器械及手术等方法,对疾病作出判断和消除疾病、缓解病情、减轻痛苦、改善功能、延长生命、帮助患者恢复健康的活动,如输液、医疗美容、临床医学检验、人流等。

(二) **卫生技术人员** 按照国家有关法律、法规和规章的规定取得卫生技术人员资格或者职称的人员。

(三) **医师** 依法取得医师资格,经注册在医疗卫生机构中执业的专业医务人员,包括执业医师和执业助理医师。

(四) **非法行医罪** 未取得医生执业资格的人非法行医,情节严重的或严重损害就诊人身体健康的或造成就诊人死亡的,构成非法行医罪。

1. **非法行医罪的主体** 未取得医生执业资格开展非法行医的个人,包括以下四种情形。
(1) 未取得或者以非法手段取得医师资格从事医疗活动。
(2) 被依法吊销医师执业证书期间从事医疗活动。
(3) 未取得乡村医生执业证书,从事乡村医疗活动。
(4) 家庭接生员实施家庭接生以外的医疗行为。

2. **情节严重** 包括以下五种情形。
(1) 造成就诊人轻度残疾、器官组织损伤导致一般功能障碍。
(2) 造成甲类传染病传播、流行或者有传播、流行危险。
(3) 使用假药、劣药或不符合国家规定标准的卫生材料、医疗器械,足以严重危害人体健康。
(4) 非法行医被卫生行政部门行政处罚两次以后,再次非法行医的。
(5) 其他情节严重的情形。

3. **严重损害就诊人身体健康** 包括以下两种情形。
(1) 造成就诊人中度以上残疾、器官组织损伤导致严重功能障碍。
(2) 造成3名以上就诊人轻度残疾、器官组织损伤导致一般功能障碍。

4. 造成就诊人死亡。即"非法行医行为系造成就诊人死亡的直接、主要原因的"。非法行医行为并非造成就诊人死亡的直接、主要原因的,根据案件情况,可以认定为"情节严重"。

5. 假药。有下列情形之一的,为假药。

(1) 药品所含成分与国家药品标准规定的成分不符。

(2) 以非药品冒充药品或者以他种药品冒充此种药品。

(3) 变质的药品。

(4) 药品所标明的适应证或者功能主治超出规定范围。

6. 劣药。有下列情形之一的,为劣药。

(1) 药品成分的含量不符合国家药品标准。

(2) 被污染的药品。

(3) 未标明或者更改有效期的药品。

(4) 未注明或者更改产品批号的药品。

(5) 超过有效期的药品。

(6) 擅自添加防腐剂、辅料的药品。

(7) 其他不符合药品标准的药品。

(五) 违法所得　未取得《医疗机构执业许可证》擅自执业的人员或机构在违法活动中获取的包括成本在内的收入。

三、法律法规体系

1. 卫生法律。《中华人民共和国基本医疗与健康促进法》(简称"基本医疗与健康促进法")《中华人民共和国医师法》(简称"医师法")《中华人民共和国中医药法》(简称"中医药法")。

2. 卫生法规。《医疗机构管理条例》。

3. 卫生规章。《医疗机构管理条例实施细则》。

4. 卫生规范性文件。《无证行医查处工作规范》《关于〈医疗机构管理条例〉执行中有关问题的批复(卫法监发〔1998〕第015号)》《关于对〈医疗机构管理条例实施细则〉中使用假药劣药蒙骗患者条纹的复函(卫医发〔1999〕第77号)》《卫生部法监司关于对〈医疗机构管理条例〉中非法所得含义解释的答复(卫法监法发〔2000〕第45号)》《关于严禁在药品零售业企业中非法开展医疗活动的通知(卫医发〔2001〕337号)》《卫生部、国家中医药管理局关于中医推拿按摩等活动管理中有关问题的通知(国中医药发〔2002〕45号)》《卫生部关于李佺医师执业注册问题的批复(卫政法发〔2004〕223号)》《卫生部关于非法采供血液和单采血浆、非法行医专项整治中有关法律适用问题的批复(卫政法发〔2004〕224号)》《卫生部关于对使用医疗器械开展理疗活动有关定性问题的批复(卫医发〔2004〕373号)》《卫生部关于对穴位按摩治疗近视等有关问题的批复(卫医发〔2004〕380号)》《魏恒不关于医学生毕业后暂未取得医师资格从事诊疗活动有关问题的批复(卫政法发〔2005〕357号)》《卫生部关于非法行医有关问题的批复(卫政法发〔2007〕185号)》《卫生部关于纹身不纳入医疗美容项目管理的批复(卫医政函〔2009〕293号)》《国家中医药管理局办公室、国家卫生和计划生育委员办公室关于打击非法行医专项行动中关于中医监督问题的批复(国中医药办法监发〔2014〕9号)》《国家卫生计生委关于重庆市卫生计生委康复按摩活动定性有关问题的批复(国卫法制函〔2014〕168号)》《国家卫生计生委关于美容培训机构学员相互注射定性问题的批复(国卫监督函〔2016〕61号)》等。

5. 无证行医案件法律适用对照。见表3-10。

表 3-10　无证行医案件法律适用对照

主体	处罚对象		处罚案由	违反条款	处罚条款
单位	设置人	除诊所以外	未取得医疗机构执业许可证擅自执业	《基本医疗卫生与健康促进法》第三十八条第二款	《基本医疗卫生与健康促进法》第九十九条第一款
		中医诊所	举办中医诊所应当备案而未备案	《中医药法》第十四条	《中医药法》第五十六条第一款
		诊所（不含中医诊所）	诊所未经备案执业	《医疗机构管理条例》第二十三条	《医疗机构管理条例》第四十三条第二款
	行医人员	非医师	非医师行医	《医师法》第十三条第四款	《医师法》第五十九条
		医师	未按照注册的执业地点执业	《医师法》第十四条第一款	《医师法》第五十七条
自然人	非医师 医师（开设诊所、中医诊所，不符合相关资质）		未取得医疗机构执业许可证擅自执业	《基本医疗卫生与健康促进法》第三十八条第一款	《基本医疗卫生与健康促进法》第九十九条第一款
	医师（开设诊所、符合相关资质）		诊所未经备案执业	《医疗机构管理条例》第二十三条	《医疗机构管理条例》第四十三条第二款
	中医医师（开设中医诊所、符合相关资质）		举办中医诊所应当备案而未备案	《中医药法》第十四条	《中医药法》第五十六条第一款
	所有医师 情节严重的		在依据《基本医疗卫生与健康促进法》《中医药法》《医疗机构管理条例》处罚的同时，依据《医师法》第五十七条规定，给予暂停 6 个月至 1 年执业活动直至吊销医师执业证书		

四、现场调查要点

(一) 调查取证

(1) 向涉及的或案发地的单位或个人(如投诉举报人、房屋租赁方等)进行调查、了解相关情况，应当详细调查行医人姓名、行医内容、行医场所的具体方位、药品存放的具体方位、行医时间、支付金额等。此步调查是否到位，决定后续调查的难易程度。

(2) 在行医场所外，应详细记录无证行医场所的位置方位和无证行医场所的标识等，如门牌号、招牌、"红十字"标识、"内科""牙科"等。

(3) 进入行医场所内，第一时间应对正在发生的医疗行为进行拍照并控制住行医人；对可能灭失或以后难以取得的，证明诊疗行为的证据，如药品、器械、工具等，依法采取证据先行登记保存；查阅、复制、调取与行医有关的合同、票据、财务、账簿、诊疗文书、行医人身份、行医资质等相关资料；详细询问行医人的姓名、行医地址、行医内容、行医资质、行医时间、医疗器械和药品来源、获得的收益、是否因无证行医曾受到过卫生行政处罚等内容，并做好相关证据的采集。

(4) 现场有患者的,应对患者进行相关询问调查;前期未对房屋租赁方调查的,还需对房屋租赁方进行调查,如租金、租赁时间、租房合同等进行取证。

(5) 无证行医案件的调查处置过程中,按照相关规定全程使用执法记录仪。

(二) 文书制作

(1) 对无证行医场所进行现场检查时,应当制作《现场笔录》。

(2) 对当事人或有关证人进行询问时,应当制作《询问笔录》。

(3) 采取证据先行登记保存措施时,应当制作《证据先行登记保存决定书》,填写《物品清单》;不宜当场清点的,使用《封条》先行封装,予以指定地点保存,并告知当事人限期到场拆分清点。先行登记保存的物品,在采取先行登记保存措施之日起在7日内作出处理决定,制作《证据先行登记保存处理决定书》,并告知当事人。

(三) 处置流程 见图3-1。

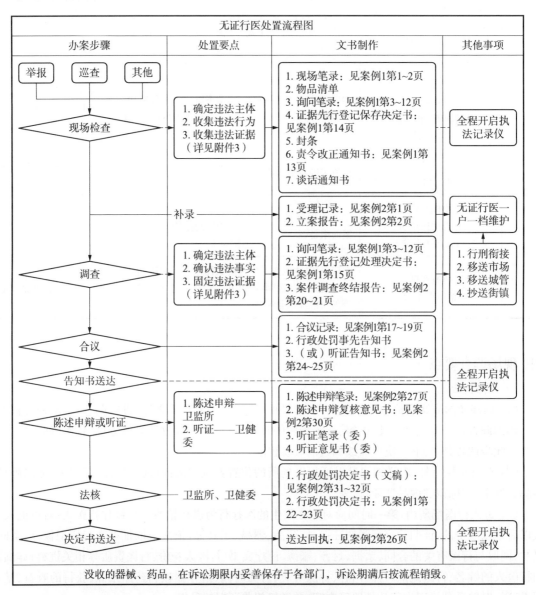

图3-1 无证行医处置流程图

(四) 违法事实调查

1. 违法主体的确认

(1) 单位

1) 当事人提供或经查实的市场主体营业执照或法人资格证书,以及载明有企业名称、住所、法定代表人、注册资金、经济性质、经营范围及经营有效期等的证明材料。

2) 对于存在授权委托行为的当事人还应包括授权委托书、被委托人身份证明以及具体委托事项、委托时间等证明材料。

3) 当事人提供或经查实的能够证明其具主体资格的身份证明。

(2) 个人:当事人身份证、护照、户口簿、驾驶证、社保卡等。

2. 违法行为的确认

(1) 当事人开展医疗执业活动的证据

1) 执业场所门口查见的标识、名称、科室挂牌等。

2) 现场查见的医务人员正在给病人开展诊疗活动。

3) 开展医疗执业活动所使用的药品、器械,产生的医疗废物等。

4) 医学文书如病历、处方、检验报告、诊断报告等,以及与诊疗活动相关的登记本、检查治疗单等书证。

5) 就诊病人的询问笔录等。

6) 开展诊疗活动的收费发票、清单、财务往来证明等,确定违法所得数额、无违法所得或有违法所得但无法确定准确数额。

7) 医疗业务合作的合同、医疗广告、名片等。

8) 对当事人医疗执业活动持续的时间、既往行政处罚记录等情况的询问笔录。

(2) 当事人未取得《医疗机构执业许可证》的证据

1) 当事人提供的申请办理《医疗机构执业许可证》,但尚未核准的有关材料。

2) 对当事人制作的询问笔录。

(3) 当事人未经批准在登记的执业地点以外开展诊疗活动的证据

1) 当事人提供的《医疗机构执业许可证》上无该执业地址。

2) 当事人已提交(尚未批准)的变更执业地点的申请材料等。

3) 未办理外出健康体检、义诊等备案的询问笔录。

(4) 其他证据

1) 执业人员是否为卫生技术人员的证据:相关的执业证书、职称证书、毕业证书等,涉及诊所的(中医)医师的应确认执业年限。

2) 给患者造成伤害的证据:经具有相应资质的部门鉴定的相关文书等证据,如司法鉴定资料、医疗机构鉴定伤害程度的资料等。

3) 使用假药、劣药的证据:《中华人民共和国药品管理法》可直接认定或经具有相应资质的部门鉴定的相关文书等证据。

4) 租赁房屋的证据:租赁合同或对当事人制作的询问笔录。

3. 证据的固定

(1) 现场笔录:详细记录现场情况,包括并不限于以下内容:①具体地址;②当事人信息;③患者信息;④具体违法行为;⑤所涉及的药品、器械、医疗文书、票据等。

(2) 当事人的陈述:对现场检查中发现的违法行为,向当事人确认,并补充完善现场未能查实的违法情节,包括并不限于以下内容:①行医人资质;②违法行为的持续时间;③曾经被处罚情况;④违法所得;⑤药品、医疗器械的来源、数量、金额;⑥房屋租赁信息;⑦给患者造成伤害的情况。

(3) 证人证言:对现场检查中发现的违法行为,向患者、房东、村居干部等相关证人,核实当事人的违法事实,包括并不限于以下内容:①行医人身份;②违法行为的具体地址;③违法行为的具体内容;④就诊次数及持续时间;⑤费用的支付方式及金额;⑥患者的伤害情况等。

(4) 书证:证明当事人身份及违法的书面证明材料,例如:①当事人或行医人身份证明,如营业执照、法人证书、居民身份证、委托书等;②证明当事人或行医人资质的证明:《医疗机构执业许可证》《医师执业证书》《卫生专业技术资格证书》等;③医疗文书;④收据、发票、往来款证明;⑤业务合同;⑥协查函、答复函、移送书、抄告书;⑦历次查处的文书资料;⑧其他能证明当事人违法的书面材料。

(5) 视听资料

1) 现场拍摄的照片、视频。

2) 证人提供的足以证明当事人违法的照片、视频。

3) 当事人发布的医疗广告视频、自媒体视频等。

(6) 电子数据:当事人违法行为中产生的医疗数据,如电子病历、医学检验报告等。

(7) 物证:当事人用于实施违法行为的药品、医疗器械及产生的医疗废物等。

(8) 鉴定意见

1) 司法鉴定报告。

2) 医疗机构伤害鉴定报告。

五、案件移送或抄告

(一) 行刑衔接 在无证行医案件查处中,发现涉嫌犯罪情形的,制作《案件移送书》,将案件移送至属地公安机关,并定期追踪案件办理情况,将回函或处置结果归入执法卷宗。

1. 涉嫌非法行医罪。未取得医生执业资格的人非法行医,符合《刑法》第三百三十六条中"非法行医罪"规定的相关情形及"因非法行医被刑事处罚后,又非法行医的",以涉嫌"非法行医罪"移送公安机关。

2. 涉嫌药品犯罪。在无证行医案件查处中,发现有"生产、销售假药的""生产、销售劣药,对人体健康造成严重危害的"和"违反药品管理法规(生产、销售国务院药品监督管理部门禁止使用的药品的、未取得药品相关批准证明文件生产、进口药品或者明知是上述药品而销售的),足以严重危害人体健康的"等情形的,分别以涉嫌"生产、销售假药罪""生产、销售劣药罪""妨害药品管理罪"等移送公安机构。

3. 涉嫌生产、销售伪劣产品罪。在无证行医案件查处中,不符合"涉嫌药品犯罪"相关药品犯罪行刑衔接情形的,生产、销售药品金额在5万元以上的,以涉嫌"生产、销售伪劣产品罪"移送公安机关。

4. 涉嫌诈骗罪。在无证行医案件查处中,发现涉嫌诈骗公私财物,数额超过2 000元的,以涉嫌"诈骗罪"移送公安机关。

5. 无罪释放案件的处置。行刑衔接的案件,经移送公安部门后无罪释放的,若涉嫌无证行医的,依法给予行政处罚。

[参见《行政执法机关移送涉嫌犯罪案件的规定》《关于审理非法行医刑事案件具体应用法律若干问题的解释》《最高人民检察院、公安部关于公安机关管辖的刑事案件立案追诉标准的规定(一)》《最

高人民检察院、公安部关于公安机关管辖的刑事案件立案追诉标准的规定(一)的补充规定》《最高人民检察院关于非法行医被刑事处罚后再次行医适用法律问题的答复意见》《最高人民法院关于审理诈骗案件具体应用法律的若干问题的解释》《国家药监局综合司关于假药劣药认定有关问题的复函》]。

（二）行政移送　在无证行医案件查处中，除依法给予行政处罚以外，对涉及药品、房屋租赁等其他部门职责的线索，依法移送相关行政机关，并将回函归入执法卷宗。

（1）对案件调查中涉嫌违法违规销售、使用药品、医疗器械，或者涉嫌销售、使用假药劣药的，或者发现价值超过1万元药品、医疗器械的，依法移送市场监管部门，加强流通领域监管、溯源调查。

（2）对案件调查中涉及房屋租赁的线索，依法移送城管执法部门，加强房屋租赁行为监管。

（3）对案件调查中涉及其他违法线索或其他行政机关管辖的，依法移送相应职能机关。

（三）抄告　在无证行医案件查处中，对无证行医相关线索应当及时抄告属地街镇政府，加强日常排摸和追踪巡查。

六、常见投诉举报处置

（一）投诉内容

（1）反映无证行医者在某固定场所或流动设摊为患者看病，包括静脉注射、做B超检查、人流、开药、针灸、拔牙、镶牙、医疗美容及无证行医致残致死等情形。

（2）反映美容店内开展医疗美容项目或其他诊疗活动。

（3）反映无证行医人员上门为患者开展医疗美容项目或其他诊疗活动。

（4）反映某小区内存在非法开展义诊活动。

（二）处置流程

1. 调查依据　主要依据《中华人民共和国基本医疗卫生与健康促进法》《中华人民共和国医师法》《医疗机构管理条例》《医疗机构管理条例实施细则》《医疗器械监督管理条例》等。

2. 响应级别

（1）无证行医致残致死、无证行医人被公安控制、无证行医人正在进行吊盐水、做B超、人流等情形适用一级响应。

（2）除上述情形外适用三级响应。

3. 调查方法

（1）如投诉举报人留有联系方式且愿意配合，现场调查前对投诉举报人进行沟通与询问，收集相关信息与证据。

（2）系统查询：根据投诉举报人提供的信息，查询美容店或无证行医人员的历史处罚信息，如无证行医人已经二次被行政处罚的可联系公安部门联合处置。

（3）外围调查：借助街镇、基层协管等力量摸清行医规律及周围情况，发现行医场所情况复杂，必要时联系街镇等部门联合执法。

4. 案例情形1

（1）无证行医人员若在行医现场，对行医人身份、行医资格、行医点的《医疗执业许可证》等进行确认。

（2）现场有正在接受治疗的患者，对患者进行询问调查。

（3）现场调查是否有行医标记的挂牌、药品器械、经营项目价格、账簿、患者或顾客登记本、处方和病历等证据，做好证据保存；如不宜当场清点的，可以使用《封条》先行封装；需要调取电脑、电子产品等电子数据的,做好拍照和摄影等证据固定。

(4) 调查行医点内使用的器械是否为医疗器械,无法确认时需向医疗器械监督管理部门发协查函。

(5) 调查无证行医主体从事行医活动的时间、违法所得、是否曾因无证行医受过卫生行政处罚。

(6) 患者或顾客登记本内发现有涉嫌开展过诊疗活动的信息,在对方愿意配合的情况下需进行询问调查,收集违法所得等证据。

(7) 行医人员若逃逸,对行医点周边商户或居民、物业、房东、街镇等相关人员做好询问举证,必要时可请公安机关予以协查。

(8) 涉嫌无证行医场所关门,或无证行医人员拒绝签名或逃逸的,现场检查笔录、询问笔录等由两名以上监督人员签名并注明情况,也可以邀请见证人签字。

(9) 调查发现涉嫌无证行医致残致死的,立即拨打110和120;发现涉嫌售卖假药的,移送药品监督管理部门;发现涉嫌非法行医罪的,移送公安部门。

(10) 根据调查结果依法处理。

5. 案例情形2

(1) 调查美容店经营主体及开展无证行医活动的人员信息。

(2) 其他参考案例情形1处置。

6. 案例情形3

(1) 如投诉举报人提供明确的行医人员身份信息和联系方式,需联系行医人员配合调查,具体参考案例情形1开展调查。

(2) 如投诉举报人提供的行医人员信息有误或无法联系或否认并拒绝配合调查的,建议投诉举报人向公安部门反映,待公安部门控制行医人员后另行调查。

7. 案例情形4。系统查询开展义诊是否按规定进行备案,如无备案参考案例情形1开展调查。

(王 勇)

参考文献

[1] 达庆东.卫生监督[M].上海:复旦大学出版社,2003.
[2] 范稷.卫生监督基础[M].上海:上海交通大学出版社,2018.
[3] 莫伟文.公共场所卫生监督[M].上海:上海交通大学出版社,2018.
[4] 陈春晖.放射与职业卫生监督[M].上海:上海交通大学出版社,2018.
[5] 王绍鑫.传染病防治监督[M].上海:上海交通大学出版社,2018.
[6] 刘洪.卫生技术人员监督[M].上海:上海交通大学出版社,2018.
[7] 唐燕.医疗机构执业监督[M].上海:上海交通大学出版社,2018.
[8] 应亮.生活饮用水和健康相关产品卫生监督[M].上海:上海交通大学出版社,2018.
[9] 杨艰萍.学校与托幼机构卫生监督[M].上海:上海交通大学出版社,2018.
[10] 国家卫生健康委员会卫生监督中心.传染病防治执法监督工作手册[M].北京:中国人口出版社,2019.
[11] 国家卫生健康委员会卫生健康监督中心.卫生行政执法办案基础与务实[M].北京:中国人口出版社,2019.
[12] 国家卫生健康委员会综合监督局,等.医疗机构依法执业指引[M].北京:中国人口出版社,2020.
[13] 刘长安.放射工作人员职业健康监护[M].北京:原子能出版社,2007.
[14] 樊立华.卫生监督学[M].北京:人民卫生出版社,2013.